내장지방·중성지방·콜레스테롤이
눈에 띄게 떨어지는

나쁜 지방 해독 수프

일러두기

1. 이 책의 내용은 저자 독자적인 것이며, 효과·효용에는 개인차가 있습니다.
2. 사고나 문제가 생길 경우 국내 출판사와 저자, 원저작권사는 어떤 책임도 지지 않습니다.
3. 이 책에서 다루는 내용은 전문 의학적 조언을 대신할 수 없습니다. 치료가 필요한 질환이나 지병이 있으신 분들은 전문가나 전문의와 상담한 후에 이 책의 방법을 해보시기 바랍니다.

내장지방・중성지방・콜레스테롤이
눈에 띄게 떨어지는

나쁜 지방
해독 수프

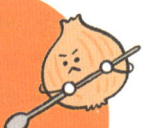

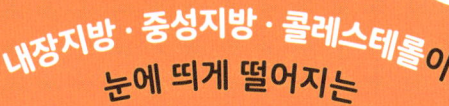

고토 요시마사 지음
조윤주 옮김

시그마 북스
Sigma Books

내장지방·중성지방·콜레스테롤이 눈에 띄게 떨어지는
나쁜 지방 해독 수프

발행일 2025년 8월 7일 초판 1쇄 발행
지은이 고토 요시마사
옮긴이 조윤주
발행인 강학경
발행처 시그마북스
마케팅 정제용
에디터 최연정, 최윤정, 양수진
디자인 정민애, 강경희, 김문배

등록번호 제10-965호
주소 서울특별시 영등포구 양평로 22길 21 선유도코오롱디지털타워 A402호
전자우편 sigmabooks@spress.co.kr
홈페이지 http://www.sigmabooks.co.kr
전화 (02) 2062-5288~9
팩시밀리 (02) 323-4197
ISBN 979-11-6862-385-9 (13510)

Original Japanese title: NAIZOUSHIBOU CHUSEISHIBOU CHOLESTEROL GA MIRUMIRU OCHIRU KETSUEKI TO KARADA NO 'ABURA' WO OTOSU SOUP
Copyright © 2024 Yoshimasa Goto
Original Japanese edition published by Ascom, Inc.
Korean translation rights arranged with Ascom, Inc.
through The English Agency (Japan) Ltd. and Danny Hong Agency

이 책의 한국어판 저작권은 대니홍 에이전시를 통한 저작권사와의 독점 계약으로 **시그마북스**에 있습니다.
저작권법에 의해 한국 내에서 보호를 받는 저작물이므로 무단전재와 복제를 금합니다.

파본은 구매하신 서점에서 교환해드립니다.

시그마북스는 (주) **시그마프레스**의 단행본 브랜드입니다.

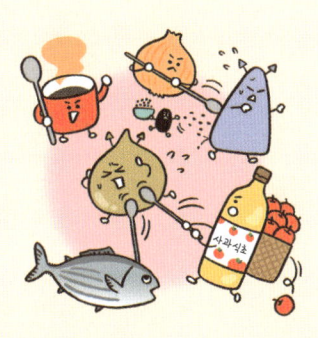

"체지방이 빠지질 않아요."

"몸무게를 줄이라는 얘기를 듣긴 했는데, 생각만큼 잘 안되네요."

"제가 단 걸 너무 좋아해서요."

"저는 고기랑 밥, 면류를 다 좋아해요."

이렇게 이야기하는 분들의 혈액과 몸속에는 **나쁜 지방**이 쌓여있을 수 있다. 이 지방을 그대로 두었다가는 **'죽음의 시한폭탄'**이 되고 말 것이다.

의사인 나는 이를 막고자

지방을 빼내는 수프를 만들어 냈다.

> 진짜?
> 이렇게 맛있는데 몸에도 좋다고?!

라는 생각이 들 만큼 맛있으면서도 몸에 좋은 수프로 '**나쁜 지방**'을 깨끗이 씻어내자.

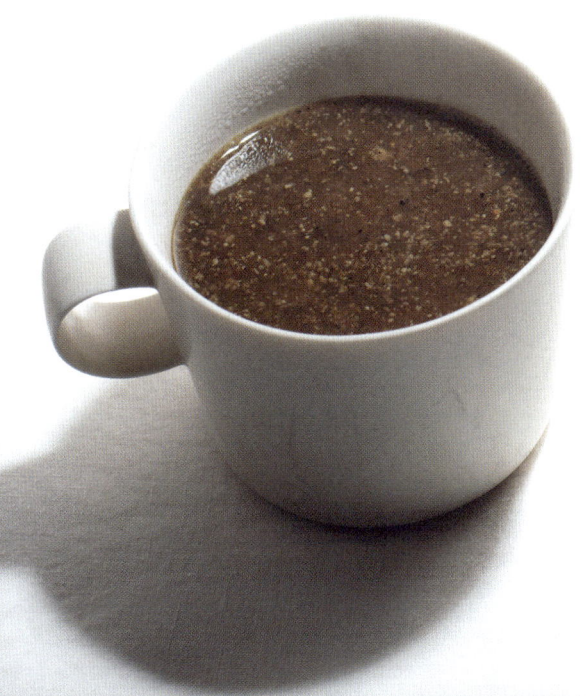

사람의 몸속에는 **나쁜 지방 콤비**가 숨어있다.

'나쁜 지방 콤비?'

'무슨 얘기지?'라고 생각하는 분도 있을 것이다.

그 정체는 바로 **중성지방**과 **LDL콜레스테롤**이다.

한 번쯤은 어디선가 들어본 기억이 있는 이름일 것이다. 이 나쁜 지방 콤비가 왜 골치를 썩이느냐 하면 **시한폭탄 같은 지방**이기 때문이다. 이 나쁜 지방 콤비가 무슨 일을 하고 다니는지 살펴보자.

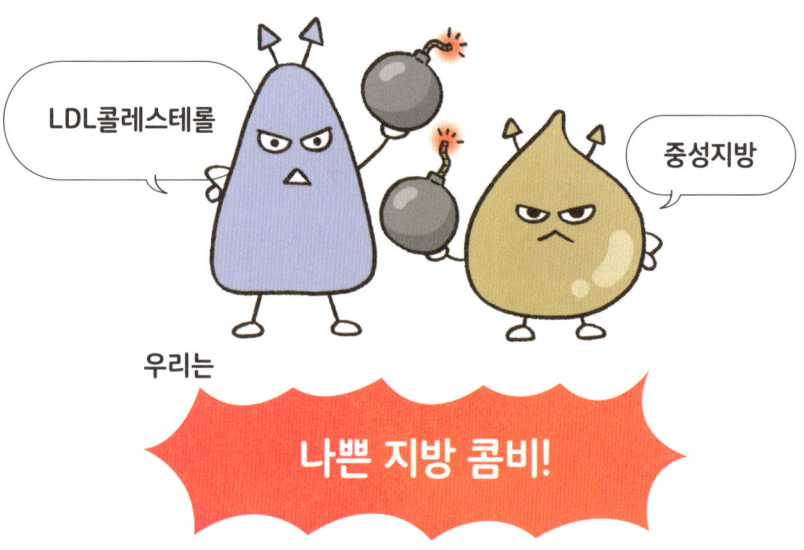

우리는 나쁜 지방 콤비!

나쁜 지방 콤비는 온몸을 돌아다니면서 몸 안에서 여러 문제를 일으킨다.

LDL콜레스테롤은 혈액에 몰래 숨어 들어가 혈관 벽에 **지방으로 만든 시한폭탄**을 설치한다. 그리고 그 시한폭탄은 혈관 벽에 들러붙어서 **혈액이 다니는 길**을 막는다.

나쁜 지방 콤비는 결탁하여 혈관에 폭탄을 설치한다.

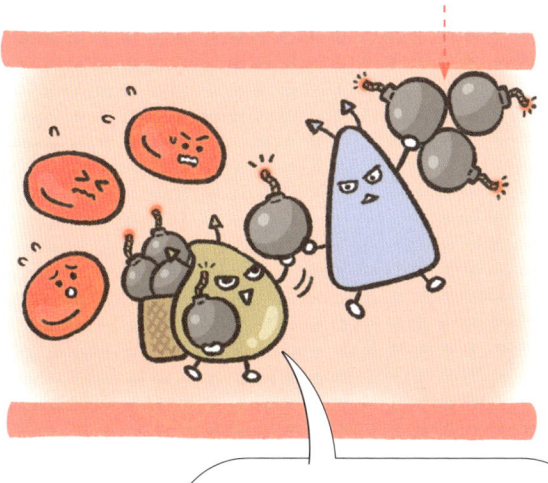

나는 만들어진 시한폭탄을 LDL콜레스테롤에 전달하는 역할을 하지!

중성지방은 내장 주변이나 피부밑으로 숨어든다.

그 결과 여러분은 **내장지방**과 **피하지방**이라는 시한폭탄을 배 안에 넣고 다니게 되는 것이다.

시한폭탄은 그 이름대로 당장 폭발하지는 않는다. 하지만 그대로 두면…

> 이 시한폭탄은 풍선처럼 점점 부풀어 오른다…

그리고

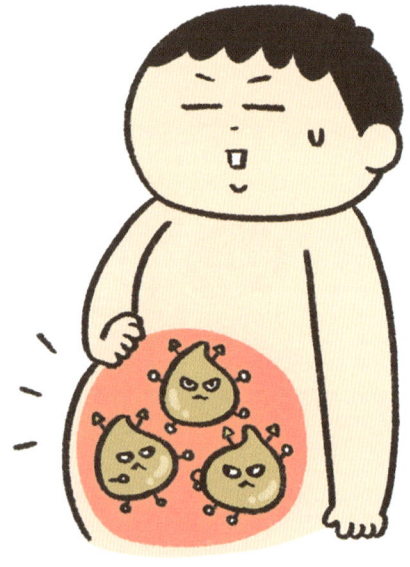

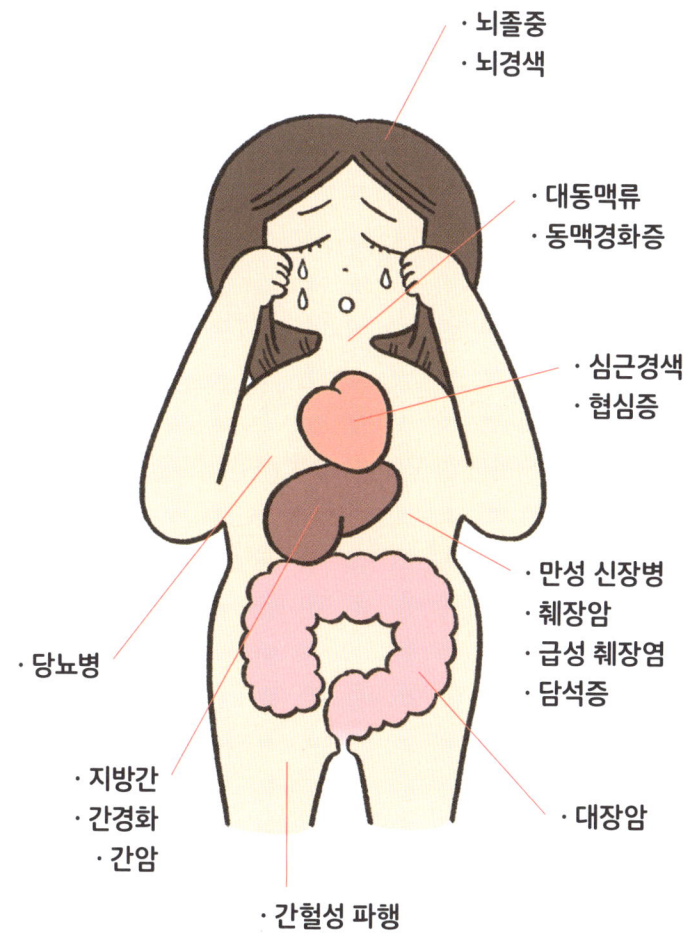

결국 시한폭탄은 크게 폭발하여
생명을 위협하는 질병을 발생시키기에 이른다.

나쁜 지방 콤비를 퇴치하지 않는 한 시한폭탄을 줄일 수는 없다.

하지만 나쁜 지방 콤비를 퇴치하기란 무척 어렵다. 매일 영양의 균형을 생각해서 먹어야 하고, 규칙적으로 운동도 해야 하는 등…, 애초에 이런 생활이 가능했다면 나쁜 지방 콤비를 만날 일도 없었을 터이다.

그렇다면 도대체 무엇을 해야 할까? 그 답은…

바로 나쁜 지방을 빼내는 수프를 하루 한 잔씩 마시는 것이다!

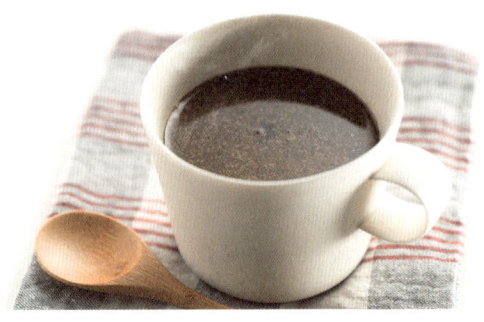

지방을 빼내는 수프에는 **나쁜 지방 콤비를 퇴치하는 영양소**가 듬뿍 들어있다. 수프에 함유된 영양소가 시너지를 일으켜 나쁜 지방 콤비를 공격해서 물리친다. 또한 **지방을 빼내는 수프의 힘은 이에 그치지 않는다.**

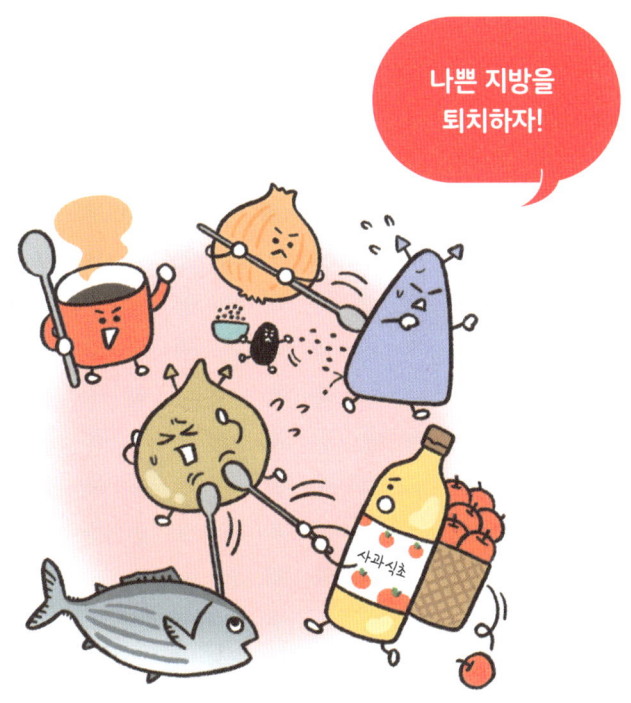

나쁜 지방 콤비가 설치한 폭탄까지 해체하고 제거해주는 것이다. 그 비결은 **좋은 지방인 HDL콜레스테롤**에 있다. HDL콜레스테롤은 혈관 속을 돌며 나쁜 지방 콤비가 설치한 시한폭탄을 부지런히 주워 담는데, 지방을 빼내는 수프에는 이러한 HDL콜레스테롤을 증가시키는 효과도 있다.

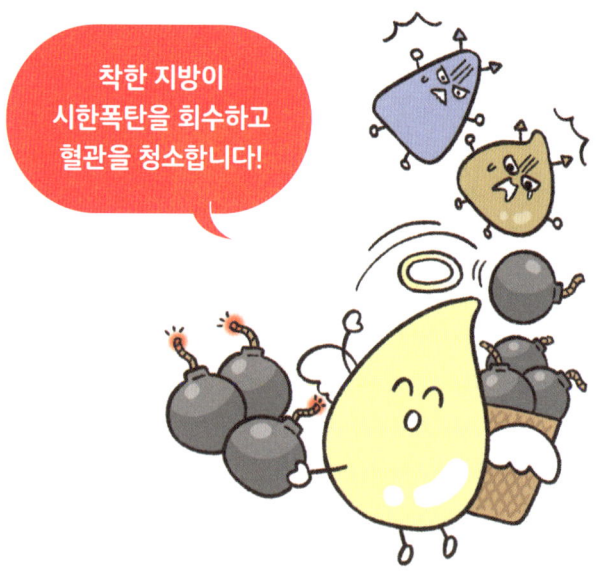

착한 지방이 시한폭탄을 회수하고 혈관을 청소합니다!

늘어난 HDL콜레스테롤은 LDL콜레스테롤이 **시한 폭탄을 설치하는 것을 막거나** 혈관 속에 숨어있는 나쁜 지방 콤비를 퇴치하여 **혈액의 흐름을 원활하게** 만든다.

이처럼 ① **나쁜 지방 콤비를 퇴치하고** ② **좋은 지방을 늘리는** 2가지 효과를 얻을 수 있는 것이 바로,

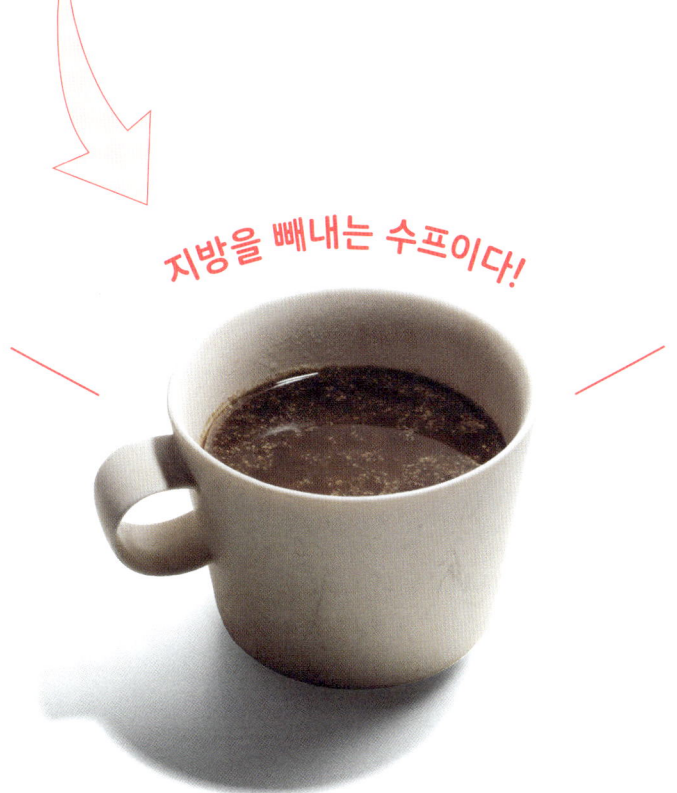

지방을 빼내는 수프이다!

차례

들어가며　006
나쁜 지방을 빼내고 시한폭탄을 제거하는 영양소가 가득 들어있다!　020
지방을 빼낼 뿐만 아니라 만들기 쉽고, 맛도 뛰어나다!　024
지방을 빼내는 수프로 나쁜 지방을 퇴치하고 시한폭탄을 제거하면
　우리 몸은 이렇게 변화하기 시작한다!　026
지방을 빼내는 수프 마시기 실험 결과　028
이 책 보는 법　033

제1장

귀차니스트를 위한 나쁜 지방 해독 수프

나쁜 지방의 방치로 1년에 34만 명이 죽는다고?　036
맛있게 먹으면서 건강해질 수 있는 수프　041
맛을 결정하는 5대 요소인 단맛, 신맛, 짠맛, 쓴맛, 감칠맛　045
귀차니스트도 꾸준히 마시게 만드는 비결　047
일단 지방을 빼내는 수프를 2주간 마셔보자　049
채소 먼저 먹기 식사의 함정　051

제 2 장

나쁜 지방 해독 수프의 개선 효과 원리

영양소 시너지 효과로 지방을 제거한다　054
좋은 지방, 나쁜 지방의 구분은 '식으면 굳는지'에 달렸다　057
오메가3와 오메가9로 중성지방과 LDL콜레스테롤 줄이기　063
불포화지방산이라도 오메가6는 조심해야 한다!　065
몸속이 녹슬면 나쁜 지방이 기승을 부린다　068
사과식초로 몸속 깨끗이 정화하기　074

제 3 장

나쁜 지방 해독 수프를 마셔보자

맛있게 먹고 건강까지 챙기는 수프　078
어떤 상황에서든 마시기 좋은, 지방을 빼내는 수프　080
지방을 빼내는 수프스톡 만드는 법　084
누구나 만족할 2가지 보존 방법　086
상황에 맞춰 고를 수 있는 해동 방법　087
지방을 빼내는 건강 식재료를 듬뿍 섭취할 수 있는 수프　088

응용 요리 레시피

수프 레시피	완자 수프　090	미역귀 나토 수프　094	
	고등어 오이냉국　091	버섯 두유 미소된장 수프　095	
	당면을 넣은 산라탕　092	콩 카레 수프　096	
	순두부찌개풍 수프　093	연어와 버섯을 넣은 술지게미 수프　097	
사이드 메뉴 레시피	삼색 채소 검은깨 무침　098	마 구이　101	
	호두와 검은깨, 미소된장을 올린 튀긴 두부　099	가지와 돼지고기 롤 구이　102	
	참치 아보카도 무침　100	돼지고기 생강구이　103	
메인 메뉴 레시피	대만풍 마제면　104	중화풍 달걀덮밥　105	고등어 토마토 파스타　106

제4장

나쁜 지방 해독 수프를 맛있고 건강하게 마시려면

전자레인지로 가열해도 영양 손실이 없을까? 108
간 생강은 튜브형 제품을 써도 괜찮을까? 110
사과식초 특유의 자극적인 냄새를 어떻게 해야 줄일 수 있을까? 111
양파를 가는 것이 귀찮을 때는 어떻게 해야 할까? 112
말차가 들어간 가루녹차밖에 없다면 어떻게 해야 할까? 114
다양한 종류의 사과식초 중 무엇을 사용해야 할까? 115
염분 섭취를 제한하고 있는데, 수프를 먹어도 괜찮을까? 116
한 번에 며칠 분량을 만들어 놓는 것이 좋을까? 117
맛이 너무 진하거나 싱거울 때는 어떻게 해야 할까? 118
엑스트라버진 올리브오일 이외의 올리브오일을 사용해도 될까? 120
가다랑어 가루 대신 가다랑어포를 사용해도 괜찮을까? 121
미지근하게? 뜨겁게? 어느 온도에서 가장 맛있게 먹을 수 있을까? 122
사과식초나 검은깨 등 남은 식재료는 어떻게 사용해야 할까? 125

제5장

건강 위기에서 탈출하려면 지금 당장 나쁜 지방을 해독하자

뇌경색, 심근경색을 앓게 된 사람의 일상 128
내장지방과 피하지방, 어느 쪽이 위험할까? 134
흰쌀밥, 왜 과식하면 몸에 지방으로 쌓일까? 137
당화는 우리 몸속 나쁜 지방을 부추긴다 139
보통 키, 보통 체격의 사람이 장수한다고? 143
나도 모르는 사이에 먹고 있는 나쁜 지방을 쌓는 세 가지 식품 145
잠이 부족한 사람은 살찌기 쉽다 148
지방을 빼내는 데 효과적인 NEAT 150
단백질로 운동 효과를 극대화한다 152
뇌의 약 60%는 지방으로 되어 있다 155
나쁜 지방에도 중요한 역할이 있다! 157

제6장

나쁜 지방 해독 수프의 장점을 알아보자

끈적끈적한 혈액을 맑게 만들어 혈압을 낮춘다   162
유익균을 늘려서 장내 환경을 개선한다   165
쉽게 살찌지 않고 잘 빠지는 몸을 만들 수 있다   168
음주 전에 수프를 마시면 혈당치 상승 억제가 쉽다   169
혈행이 좋아지면 수족냉증·어깨결림이 개선된다   171
피로하지 않은 몸을 만든다   173
암 예방으로도 이어진다   175
치매의 원인이 되는 뇌의 쓰레기를 청소할 수 있다   177

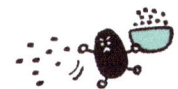

제7장

작심삼일 탈출! 건강해지기 위한 마음가짐

'이래야만'과 '어차피'가 건강하지 않은 마음을 만든다   182
빠른 결과를 바라면 오히려 결과가 나오지 않는다   185
변화하려는 결심과 구체적 계획이 인생을 바꾼다   188

마치며_매일 조금씩 꾸준히 실천하면 미래의 당신을 지킬 수 있다   194
참고문헌   196

나쁜 지방을 빼내고
시한폭탄을 제거하는
영양소가 가득 들어있다!

오메가3 & 9 지방산

좋은 지방이라고 불리는 불포화지방산 중에서도 나쁜 지방을 줄이는 효과가 큰 것은 올리브오일 및 견과류에 들어있는 오메가9 지방산과 가다랑어, 고등어, 정어리 등의 생선, 아마씨오일 등에 들어있는 오메가3 지방산이다.

초산 & 구연산 & 사과산

초산은 혈당치 상승을 억제하고 체지방 증가를 막는 작용을 한다. 구연산과 사과산에는 에너지 대사를 높이고 축적된 중성지방을 연소시키며 LDL콜레스테롤의 산화를 막는 효과가 있다. 사과식초는 이러한 장점을 모두 지니고 있다.

카테킨

높은 항산화 작용과 살균 및 항균 작용이 있는 카테킨은 폴리페놀의 일종으로, 녹차에 다량으로 함유되어 있다. 녹차에는 암 예방 성분으로 주목받고 있는 에피갈로카테킨 갈레이트(EGCG) 성분도 함유되어 있다.

사과 폴리페놀

사과식초에 함유된 폴리페놀에는 사과 폴리페놀의 주성분인 프로시아니딘, 사과껍질에 다량 함유된 에피카테킨, 그리고 안토시안 등이 있다. 모두 항산화 효과가 강력한 것으로 알려져 있다.

한꺼번에

나쁜 지방 해독 수프로 이러한 영양소를 섭취할 수 있다!

다이알릴디설파이드

양파 특유의 냄새와 매운맛을 내는 성분인 다이알릴디설파이드는 지방 대사를 촉진하고 혈전 생성을 막는 작용을 한다. 결핍이 되면 쉽게 피로해지고 신경이 예민해질 수 있는 비타민B1의 흡수를 돕는 역할도 한다.

세사민

세사민은 고마리그난이라는 항산화 물질의 일종으로, 참깨 한 알당 매우 적은 양이 함유되어 있다. 산화를 막고, 간 기능을 높이고, 항산화 작용이 있는 비타민을 활성화하며, 혈압도 낮추는 효과가 있다.

사포닌 & 아이소플라본

간장에 함유된 아이소플라본과 사포닌은 폴리페놀의 일종으로 LDL콜레스테롤의 산화를 막고 혈액 속에 남아있는 지방을 깨끗하게 씻어낸다. 아이소플라본은 여성호르몬과 유사한 기능을 하는 것으로도 알려져 있다.

비타민E

지용성 비타민의 일종으로 무척 강력한 항산화 효과가 있는 비타민E는 세사민과 함께 섭취했을 때 더욱 활성화하는 것으로 알려져 있다. 비타민E가 다량 함유된 식품으로는 검은깨, 올리브오일, 달걀, 아보카도 등이 있다.

진저롤 & 쇼가올

진저롤은 생강의 매운 성분으로 혈행을 돕고 대사를 높이며 지방 분해와 배출을 촉진하는 작용을 한다. 진저롤은 건조하거나 가열하는 과정을 통해 쇼가올로 전환된다. 쇼가올은 항산화 효과가 더 큰 것으로 알려져 있다.

케르세틴

폴리페놀의 일종인 케르세틴은 강력한 항산화 작용을 한다. 케르세틴은 양파, 브로콜리 등의 채소와 사과, 포도 등의 과일에 함유되어 있다. 특히 양파에는 케르세틴이 다량 함유되어 있다.

"아, 수프라니……. 금방 질릴 것 같기도 하고, 꾸준히 먹지는 못할 것 같아."

"만들기도 귀찮잖아!"

"건강에 좋은 음식이라니…, 맛은 없는 거 아냐?"

이렇게 생각하는 분도 있을 수 있다. 분명 지금까지 일본에서 나온 건강 수프에는 다음과 같은 단점이 있었다.

○ 금방 질려서 꾸준히 먹기 힘들다.

○ 만드는 게 복잡해서 지속하기 어렵다.

○ 한 끼에 드는 가격이 너무 비싸다.

○ 마트에 없는 재료가 많아서 시작하기도 전에 포기하게 된다.

○ 이러니저러니 해도 맛이 없다!

이러한 단점을 극복한 최고의 수프를 만들기 위해 여

러 시행착오를 겪었다.

그렇게 해서 만든 수프는 **맛있고, 만들기 쉽고,** 한 번 만들어 놓으면 2주일은 **편하게 먹을 수 있어서, 꾸준히 지속할 수 있는** 요소를 모두 갖추었다.

뜨거운 물만 부어 그대로 마셔도 되고, 이를 응용해서 만든 음식으로 먹어도 좋다. 맛있어서 계속 먹을 수 있고 또 먹고 싶어진다. **실천하기 쉬운 요소가 이렇게나 많다.**

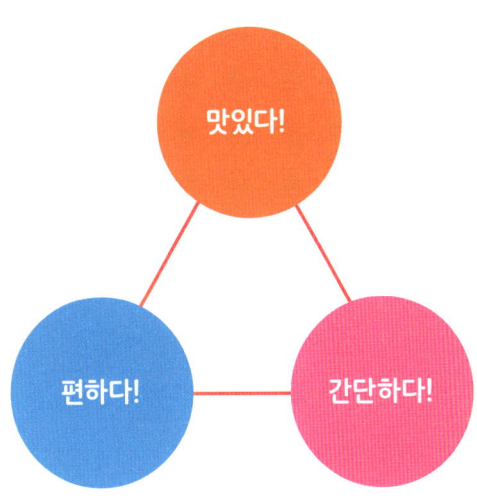

지방을 빼낼 뿐만 아니라
만들기 쉽고, 맛도 뛰어나다!

포인트 1
요리에 조미료로 사용할 수 있다

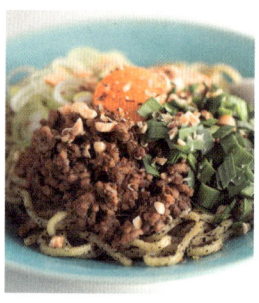

가다랑어 육수의 감칠맛이 가득한 수프 스톡은 요리에 조미료로 활용하기도 좋다. 수프에 면만 넣으면 즉석 라면이 완성된다!

포인트 2
식재료 낭비가 없다

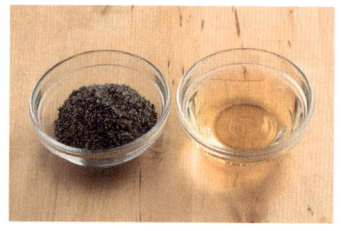

수프스톡을 만들고 남은 식재료를 활용하여 만들 수 있는 맛있는 응용 레시피도 함께 실었다. 수프는 물론, 몸에 좋은 다른 식재료까지 섭취할 수 있으므로 더 큰 건강 효과를 볼 수 있다.

포인트 3
칼 없이 간단하게 조리할 수 있다

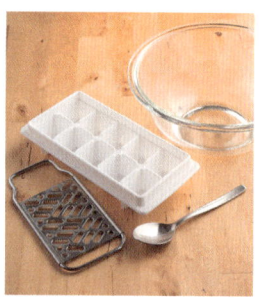

특별한 조리도구는 필요 없다. 간략화한 조리 과정으로 요리 초보나 시간 여유가 없는 사람도 쉽게 만들 수 있다.

포인트 4
마트에 있는 식재료로 만들 수 있다

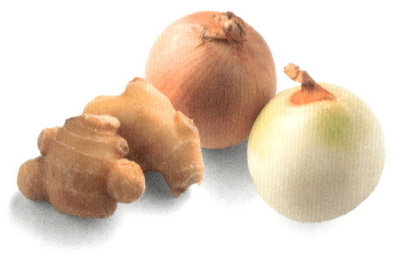

모두 마트나 온라인몰에서 쉽게 구매할 수 있는 재료이다. 없는 식재료를 찾으러 다닐 필요가 없다.

지방을 빼내는 수프에는
또 다른 장점이 많다!

- 은은한 산미가 있어 식욕이 없을 때도 먹을 수 있다.

- 육수의 감칠맛이 있어 저염이어도 맛이 풍부하다.

- 포만감이 있어 과식을 예방할 수 있다.

- 치아에 문제가 있는 사람, 삼킴 곤란이 있는 사람도 마시기 좋다.

지방을 빼내는 수프로 나쁜 지방을 퇴치하고 시한폭탄을 제거하면 우리 몸은 이렇게 변화하기 시작한다!

혈당치 개선

수프에는 혈당치 상승을 억제하는 영양소가 가득 들어있다. 그러므로 식전에 수프를 마시면 혈당치 상승이 완만해져서 혈당치가 개선된다. 이와 함께 중성지방이 쌓이기 어려워진다

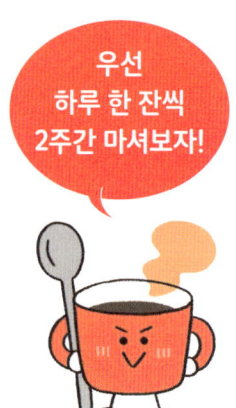

우선 하루 한 잔씩 2주간 마셔보자!

장내 환경 개선

사과식초에 함유된 초산과 사과 폴리페놀은 유익균 증식에 좋은 환경을 만들고 유해균 증식을 억제한다. 그리고 양파에 들어있는 식이섬유와 올리고당은 유익균의 먹이가 된다.

피로 완화

사과식초에 함유된 구연산은 체내 피로물질을 분해하고 신진대사를 촉진하는 효과가 있으므로 수프를 꾸준히 마시면 쉽게 피로해지지 않는 몸으로 변화한다. 혈행도 개선되어 피로물질이 쉽게 쌓이지 않는다.

HDL콜레스테롤의 증가와 LDL콜레스테롤의 감소

수프에는 LDL콜레스테롤을 줄이는 좋은 지방이 다량 함유되어 있다. LDL콜레스테롤의 감소와 함께 HDL콜레스테롤은 증가한다. LDL과 HDL의 균형이 조정되면 나쁜 지방이 축적되기 어려워진다.

중성지방치 개선

수프를 마시면 대사가 원활해져 식사로 섭취한 에너지를 계속해서 사용하게 된다. 대사가 좋아지면 혈액 속 지방이 활발하게 소비되어 중성지방이 줄어든다.

끈적끈적한 혈액이 맑은 혈액으로!

수프에는 끈적끈적해진 혈액을 맑게 만드는 채소로 유명한 양파가 많이 들어있다. 그리고 사과식초에 함유된 초산은 혈관 확장의 기능이 있어 혈행을 개선하는 것으로 알려져 있다.

어깨결림 및 냉증 개선

수프의 혈액 개선 효과로 혈행이 좋아진다. 그 결과 근육 속에 피로물질이 쌓이기 어려워져 어깨결림이 완화된다. 그리고 몸의 말초 혈액 순환이 원활해져 수족냉증도 개선된다.

몸의 당화 및 산화 방지

혈당치 상승을 원만하게 만들어 당화를 방지한다. 그리고 수프에 함유된 여러 종류의 폴리페놀이 산화를 방지하고 나쁜 지방이 기승을 부리게 만드는 활성산소를 제거한다.

'진짜 그럴까?'라는 의심이 들 수 있다. 하지만 2주간 그저 하루에 한 잔씩 수프 마시기를 실천한 결과, **의사인 나까지 놀라게 만든 수치 개선 효과**가 나타났다.

다음 장에서 이 놀라운 결과를 확인하시길

지방을 빼내는 수프 마시기 실험 결과

참가자 3명의 협조를 얻어 지방을 빼내는 수프를 2주간 하루 한 잔씩 마시는 실험을 했다. 마시기 전과 후의 혈액검사 수치를 비교해보았더니 기대 이상의 결과가 나타났다.

\ 검사 수치로 알게 된 사실 /

HDL콜레스테롤(좋은 지방)

기준치
40~100mg/dL

여분의 콜레스테롤을 회수하고 혈관 벽에 쌓인 콜레스테롤을 제거하는 HDL콜레스테롤이 감소하면 동맥경화 진행의 억제가 어려워지므로, 심근경색 및 뇌경색의 발생 위험도가 커진다.

LDL콜레스테롤(나쁜 지방)

기준치
70~139mg/dL

몸 전체에 콜레스테롤을 운반하는 역할을 하는 LDL콜레스테롤이 많아지면 여분의 콜레스테롤이 혈관 벽에 들러붙기 쉬워지므로, 동맥경화가 원인인 심근경색 및 뇌경색의 발생 위험도가 커진다.

L/H 비

기준치
1.5 이하

LDL과 HDL의 비율로 혈관 상태를 평가하는 지표이다. 수치가 1.5 이하일 때 건강한 혈관을 유지할 수 있는 것으로 알려져 있으며, 2.5를 넘으면 혈전 생성의 위험도가 커진다.

중성지방

기준치
50~149mg/dL

기준치를 넘으면 이상지질혈증인 고트리글리세라이드혈증이라는 진단을 받는다. 수치가 높은 상태가 지속되면 당뇨병, 심장질환, 뇌혈관질환, 간경화 등 생활습관병 발생의 위험도가 커진다.

당화알부민

기준치
11.6~16.4%

당화알부민이란 혈액 속 알부민이라는 단백질과 포도당이 결합하여 만들어진 것이다. 이 수치는 과거 2주간의 평균 혈당치를 반영하는 것으로, 혈당치가 높으면 당화알부민 수치 역시 높아진다.

실험 참가자① 야마다 씨, 59세

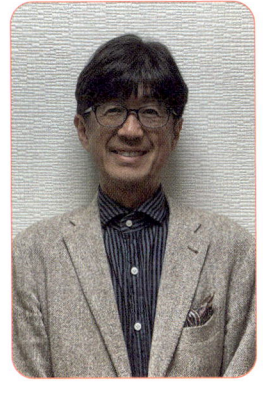

> 수프 마시기 외에는 아무것도 하지 않았는데, 몸무게가 줄어서 놀랐습니다.

딱 2주 만에 이렇게 좋은 결과가 나올 줄은 몰랐습니다. 마시기도 쉽고 맛도 좋아서 매일 마시는 것도 힘들지 않았습니다. 다 마신 컵의 바닥에 남은 수프스톡이 특히 맛있어서 숟가락으로 싹싹 긁어 먹을 정도였습니다.

LDL콜레스테롤	90mg/dL	→ 76mg/dL
HDL콜레스테롤	50mg/dL	→ 71mg/dL
L/H 비	1.8	→ 1.1
중성지방	131mg/dL	→ 56mg/dL
당화알부민	13.7%	→ 14.6%
체중	61.8kg	→ 60.65kg
체지방률	17.9%	→ 16.2%

고토 선생님의 한마디

LDL콜레스테롤과 중성지방이 큰 폭으로 개선된 것은 예상 밖이었습니다.

야마다 씨는 제 클리닉에서 건강검진을 받는 분으로 장기적인 수치의 추이를 파악하고 있는데, 이렇게까지 개선된 적은 처음이었습니다. HDL콜레스테롤이 증가한 것도 주목할 만한 부분입니다. 당화알부민 수치의 증가는 근육량이 적은 마른 비만이 원인인 것으로 판단되며, 근육 운동을 계속한다면 개선될 것으로 예상됩니다.

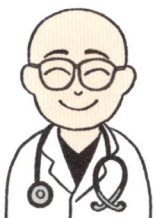

실험 참가자② 야마가와 씨, 59세

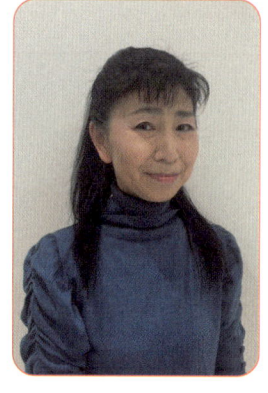

너무 맛있어서 놀랐어요! 응용 요리도 도전해보겠습니다!

처음 수프를 마시고는 너무 맛있어서 놀랐습니다. 수프 마실 시간을 기다리게 될 정도였어요. 냉동 보관한 수프 스톡을 컵에 넣고 물만 부으면 될 뿐이라 만들기도 간편했습니다.

LDL콜레스테롤	209mg/dL → 198mg/dL
HDL콜레스테롤	89mg/dL → 86mg/dL
L/H 비	2.3 → 2.3
중성지방	66mg/dL → 61mg/dL
당화알부민	15.8% → 16.4%
체중	44.9kg → 43.4kg
체지방률	19.2% → 23.6%

고토 선생님의 한마디

중성지방 수치가 좋아졌으니 꾸준히 수프를 마시면 다른 것도 개선될 듯합니다.

LDL콜레스테롤 수치는 기준치 이상입니다만, LDL콜레스테롤이 높은 것만으로는 바로 동맥경화나 심혈관질환의 위험이 있다고 말하기는 어렵습니다. 당뇨병이나 흡연 습관도 없으므로 걱정할 만한 상태는 아니라고 할 수 있겠지요. 그래도 걱정이 된다면 경동맥 초음파 검사를 받는 것도 좋습니다.

실험 참가자③ 이시카와 씨, 37세

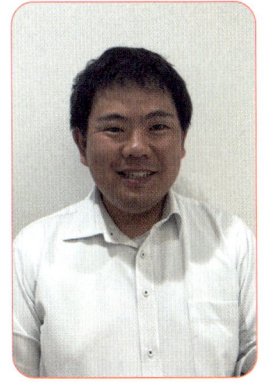

> 저녁 식사 전 수프를 마시는 습관을 들였더니 과식이 줄고 잠드는 게 쉬워져, 아침에 개운하게 일어납니다.

수프를 꾸준히 마시면서 아침에 눈을 뜨는 것이 한결 쉬워졌어요. 상쾌하게 일어나지더군요. 저녁 식사 전에 마시니 맛도 있는데 과식 방지까지 되고, 전자레인지에 돌리기만 하면 되니 간단해서 좋았습니다.

LDL콜레스테롤	114mg/dL	→ 116mg/dL
HDL콜레스테롤	47mg/dL	→ 46mg/dL
L/H 비		2.4 → 2.5
중성지방	120mg/dL	→ 102mg/dL
당화알부민	10.8%	→ 11.0%
체중	103.2kg	→ 103.1kg
체지방률	26.6%	→ 25.2%

고토 선생님의 한마디

중성지방 수치가 좋아졌으니, LDL콜레스테롤이 줄어들 차례입니다.

중성지방과 체지방률 수치가 걱정되었는데, 수치가 개선된 것을 보니 마음이 놓입니다. LDL콜레스테롤이 약간 늘어났으나 이는 오차 범위 내로 보입니다. 정상치 이내이므로 수프를 꾸준히 마시면 중성지방은 더욱 줄어들 것으로 예상되며, LDL콜레스테롤은 감소하고 HDL콜레스테롤은 늘어날 것으로 보입니다.

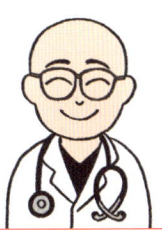

※ 개인정보보호를 위해 일부 참가자는 가명으로 했습니다.

앞의 세 명의 실험 결과를 보면 지방을 빼내는 수프의 개선 효과는 나이와는 상관없이 나타난다는 것을 알 수 있다. 그러므로 '이 나이에도 효과를 볼 수 있을까?'라고 걱정할 필요는 없는 것이다. **실천하기만 한다면 나쁜 지방은 분명히 빠진다.**

오늘부터 하루 한 잔 지방을 빼내는 수프를 마셔서, 나쁜 지방과는 그만 헤어지도록 하자!

고토 선생님

몸에도 좋고 맛도 좋습니다! 자신 있게 추천할 만한 수프입니다.

이 책 보는 법

● '그래서 나쁜 지방이 뭔데?'라고 생각하는 분

⇒ **6페이지부터 알기 쉽게 설명해놓았습니다.**

● 건강검진 결과가 걱정되거나 이유 없이 컨디션이 나빠서 불안하신 분

⇒ **이 책을 1장부터 차례대로 읽으세요.**

● 지금 당장 수프를 만들어 보실 분

⇒ **83페이지부터 만드는 법과 응용 레시피를 이해하기 쉽게 설명했습니다.**

● 식재료 고르는 법 등 수프 만드는 법에 관해 궁금한 분

⇒ **108페이지부터 수프 마시는 법과 만드는 법에 관해 QnA 형식으로 답했습니다.**

● 어차피 계속하지 못하리라고 생각하시는 분

⇒ **7장에 작심삼일에서 탈출할 비법을 소개해놓았습니다.**

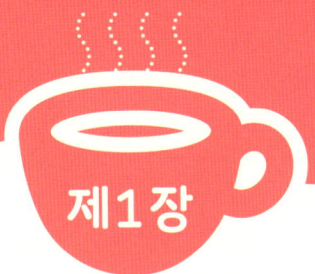

제1장

귀차니스트를 위한 나쁜 지방 해독 수프

몸에 좋은 음식은 맛없다는 상식을 뒤집어엎은
지방을 빼내는 수프!
맛에도 심혈을 기울인
이 수프의 효과는 무엇일까?

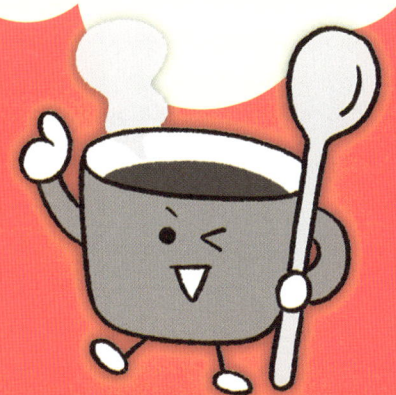

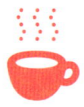

나쁜 지방의 방치로 1년에 34만 명이 죽는다고?

"선생님, 생각만큼 몸무게가 잘 안 빠져요."

"저는 단 음식도 좋아하고, 거기다 고기랑 밥, 면류도 못 끊겠어요."

"콜레스테롤 수치가 나쁘다고는 하는데, 어떻게 고쳐야 할지 잘 모르겠어요."

여기까지 읽고 '나도 그래!'라고 생각하는 분들이 있을 것이다. **이 책은 바로 그런 분들을 위해 만든 책이다.**

이 책을 펼쳐 읽고 있다는 것은 불룩 나온 배가 스스로 신경 쓰이거나 의사에게 식사 개선 및 운동이 필요하다는 말을 들었기 때문일 수 있다.

건강검진 결과 중성지방 수치 150mg/dL 이상 혹은 LDL 콜레스테롤 수치 120mg/dL 이상이 나오면 주의가 필요한 것으로 보고 생활 습관을 관리하라는 지도를 받게 된다.

요즘 세상에 중성지방이나 콜레스테롤 수치를 낮출 방법은 넘쳐나도록 많으니 이미 시도해본 분들도 있을 테지만, 이를 꾸준히 지키기란 절대 쉽지 않은 일이다.

건강검진의 수치나 불룩 나온 배가 신경은 쓰이면서도 식단 관리를 지속하지 못하는 이유는 중성지방 및 **콜레스테롤이 지금 당장 중대한 문제를 일으키리라는 위기감이 없기 때문**인지도 모른다.

그렇지만 이렇게 나쁜 지방을 방치하는 행위가 **죽음으로 직결된다고** 한다면 생각이 달라지지 않을까?

다음 페이지에 나오는 그래프는 일본 후생노동성이 발표한 2022년 출생률과 사망자 수 조사 자료를 토대로 만든 것이다. 그래프를 보면 일본인의 사망 원인 중 2위는 심장질환(14.8%)이며, 4위는 뇌혈관질환(6.8%)임을 알 수 있다. 두 질환을 합치면 21.6%로, 이는 곧 ==일 년 동안 사망한 다섯 명 중 한 명은 동맥경화로 인한 심장 및 뇌 질환으로 죽음을 맞게 되었다는 것을 뜻한다.== 사망자 수로 이야기하면 ==1년간 약 34만 명==이나 된다(참고로 2023년 한국인의 사망원인 역시 2위는 심장질환 9.4%, 4위는 뇌혈관질환 6.9%이

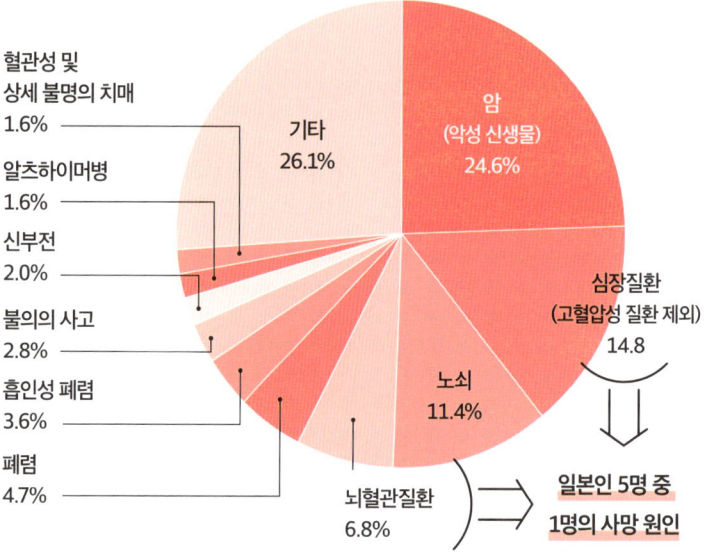

다-옮긴이).

그리고 이러한 질환은 ==콜레스테롤이나 중성지방 등의 이상지질혈증, 나아가 비만 등과 깊은 연관이 있다.==

좀 더 심각한 이야기를 해보려 한다.

개인의 최근 콜레스테롤 수치 및 혈압 수치를 입력하면 향후 10년간 몇 퍼센트의 확률로 심근경색 및 협심증이 발병할지 예측해주는 웹사이트가 있다(일본 동맥경화학회의 동맥경화성 질환 발생 예측 도구인 '코레리스쿤'/https://www.j-athero.org/general/gl2022app/general.html)

예를 들어 LDL콜레스테롤이 150mg/dL이고 HDL콜레스테롤이 30mg/dL, 중성지방은 160mg/dL인 60세 남성이 있다고 해보자. 나이를 고려하여 혈압과 혈당치도 높은 편이고 담배를 피우는 습관도 있다고 가정하면, 해당 남성이 10년 안에 심근경색이나 협심증을 겪게 될 가능성은 17.7%나 된다.

이렇듯 건강을 위협하는 지방이라는 점을 제대로 알리기 위해 이 책에서는 중성지방과 LDL콜레스테롤을 '나쁜 지방'이라고 부르고자 한다.

이 책의 앞부분에서도 이야기했듯 나쁜 지방은 시한폭탄이다. 시한폭탄이란 이름처럼 지금 당장 터지지는 않을 것이다. 하지만 이를 방치하면 풍선처럼 점점 부풀어 오

**60세 남성 A씨의
10년 내 심근경색 및 뇌경색 등이 발병할 확률
17.7%**

**동년배 남성 중
위험도가 가장 낮은 사람과 비교하면 발병 확률이
3.9배나 높다!**

A씨의 현재 수치

LDL(저밀도)콜레스테롤   150mg/dL
HDL(고밀도)콜레스테롤   30mg/dL
중성지방   160mg/dL
혈압 ─ 수축기 140mg/dL
     ─ 확장기 90mg/dL
흡연 습관 있음, 내당능 장애※ 있음

- 내당능은 공복시 혈당치가 110~125mg/dL, 또는 경구 포도당 부하 검사 실시 후 2시간 경과 시의 혈당치가 140~199mg/dL인 경우에 정상 범위를 벗어난 것으로 판정한다.

※ 일반적으로는 당뇨 전 단계라고 불린다.

참고: 일본 동맥경화학회
동맥경화성 질환 발생 예측 도구 코어리스쿤을 이용하여 계산함

➡ 우리 병원에 건강검진차 방문한 환자의 혈액검사를 하면 A씨 정도의 수치를 가진 분은 흔하게 볼 수 있다. 무서운 것은 그중 대부분은 자각증상이 없다는 점이다. 현재 자신이 건강하다고 해서 A씨의 결과를 결코 남일로 생각할 일이 아니다.

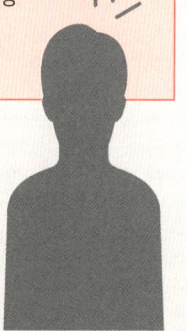

르다가 때가 되면 폭발해서 뇌와 심장에 질환을 일으키게 되는 것이다.

그러므로 아직 별다른 자각증상이 없으니 괜찮다며 방치할 것이 아니라, 생활 습관 및 식사 관리를 통해 이를 개선해나가는 것이 무엇보다 중요하다.

맛있게 먹으면서
건강해질 수 있는 수프

물론 오래된 습관을 바꾸기란 매우 어렵다. 좋아하는 음식을 먹지 말아야 한다면, 분명 달갑지 않을 것이다. 원래 운동 습관이 없던 사람이 운동을 시작하는 것도 쉽지 않은 일이다.

그렇지만 의사 입장에서 환자의 미래를 생각한다면 나쁜 지방은 쌓아두지 않는 편이 좋다. 어떻게든 꾸준히 실천할 수 있는 식이요법은 없을까 생각하다가 고안한 것이 바로 ==수프==다.

옥수수 수프나 양파 수프, 미역국 또는 채소가 듬뿍 들어간 이탈리아의 미네스트로네, 매콤하면서도 산미가 있는 태국의 똠얌꿍…. 좋아하는 국물 요리는 저마다 다를 것이다. ==나는 그중에서도 라멘 국물을 가장 좋아한다.==

나쁜 지방을 쌓지 말아야 한다고 하면서 대체 무슨 소리냐고 의아해하는 분들이 있을 수 있다. 하지만 지방을 빼내는 수프의 개발은 ==내가 정말 좋아하는 라멘 국물이 계기==가 되었다.

B급 미식을 대표하는 라멘은 간편하게 배불리 먹을 수 있는 맛있는 음식이다. 관광객에게도 인기가 많아, 유명 라멘 가게에 가면 줄도 길고 사람도 많다.

라멘 맛의 비결 중 하나는 돼지 뼈나 닭 뼈, 다시마 등의 다양한 재료로 만든 국물이다. 하지만 ==아무리 맛있어도 건강을 생각하면 매일 먹기 어렵고, 라멘 국물을 한 방울==

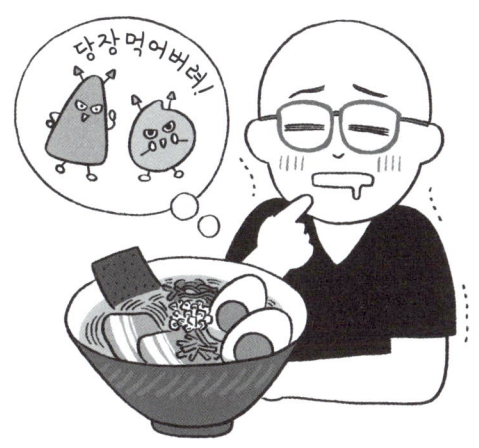

라멘의 매력은 맛있는 국물에 있다. 남김없이 마시지 못하는 아쉬움은 얼마나 큰가. 좋아하는 음식을 참아야만 하는 괴로움을 알기에, 먹는 즐거움을 충족하면서도 건강에 좋은 음식을 만들고 싶었다.

도 남김없이 다 마실 수는 없다. 그래서 늘 아쉬운 기분으로 젓가락을 내려놓아야 했다.

'맛있게 먹는 행복을 느끼면서 건강해질 수 있는 음식이 있다면 좋을 텐데…'

이러한 생각에서 시작된 것이 환자분들에게도 권할 수

있을 만큼 맛있고 건강한 수프의 개발이다. 수프는 액체이므로 먹기 편하고 소화도 쉬워서 식생활에 적용하기가 좋다. 한 번에 많은 양을 만들어 놓으면 필요한 만큼만 먹고 나머지는 보관할 수도 있다.

그리고 수프로 마시면 ==몸에 좋은 영양소를 한 번에 섭취할 수 있다.== 꼼꼼히 살펴보고 엄선한 재료만 넣어 만들었으므로 매일 안심하고 먹을 수 있다.

==영양사와 여러 차례 의논하고 테스트를 거듭하며== 어렵게 완성한 것이 지금부터 이 책에 소개할 ==지방을 빼내는 수프==이다. 라멘을 좋아하는 나도 고개를 끄덕일 만한 수프가 완성되었다.

맛을 결정하는 5대 요소인
단맛, 신맛, 짠맛, 쓴맛, 감칠맛

평소 우리는 밥을 먹을 때 무엇에서 맛있음을 느끼는 걸까? 답은 '혀로 느끼는 맛'의 균형에 있다.

단맛, 신맛, 짠맛, 쓴맛, 감칠맛, 이 다섯 가지가 맛의 기본이라서 기본 오미라고 불린다.

인간으로서 이 다섯 가지 맛을 느끼는 것은 식욕을 불러일으켜 밥을 먹게 만드는 동시에, 위험한 음식은 몸에 넣지 않게 한다는 중요한 의미가 있다.

지방을 빼내는 수프는 이 맛의 요소에 끈질기게 매달렸다. 여기에서 참고한 것은 미소된장국이다(물론 내가 좋아하는 라멘을 참고해도 좋았겠지만, 매일 마시기에는 질린다는 분이 많을 듯했다).

아마 일본인이라면 매일 같이 미소된장국을 마시는 사람이 많을 것이다. 미소된장국처럼 매일 마실 수 있는 수프, 이것이 바로 지방을 빼내는 수프의 지향점이었다.

미소된장국을 매일 마시면서도 질리지 않는 이유는 무엇일까. 매일 식탁에 오르는데 또 자연스럽게 손이 가는 이유는 무엇일까.

그 비밀은 기본 오미 중 감칠맛에 있다. 감칠맛이란 일본에서 만들어진 개념으로, 일본인이 1908년에 발견하여 '감칠맛(umami)'이라는 이름을 붙인 것이다. 미소된장국도 이 감칠맛과 미소된장의 풍미가 조화롭게 어우러져 맛있다고 느끼게 되는 것이다.

그래서 지방을 빼내는 수프에는 가다랑어가 가진 감칠맛을 살리면서 다른 네 가지 맛의 균형을 생강, 양파, 식초, 참깨, 녹차 등의 재료를 더하여 만들었다.

이렇게 완성한 수프는 맛있는 것은 물론이고, 다섯 가지 맛의 균형이 잡혀있어 반복해서 마셔도 질리지 않는 맛으로 만들어졌다.

미소된장국처럼 여러 가지 식재료와의 궁합도 좋아서, 수프스톡을 기본으로 한 여러 요리에 자유롭게 응용하기도 좋다. 물론 지방을 빼내는 데 필요한 영양소는 빠짐없

==이 섭취할 수 있다.==

그리고 수프 레시피를 만들 때는 ==마트나 온라인몰에서 저렴한 가격에== 구할 수 있는 식재료로 만들 수 있어야 한다는 점==을 고려했다. 아무리 맛있는 수프라고 해도 재료를 구하는 데 발품이 든다거나 가격이 너무 높으면 꾸준히 실천하기 어렵기 때문이다.

또한 가정 경제에 부담이 되지 않는다는 점도 지방을 빼내는 수프의 장점이다.

귀차니스트도 꾸준히 마시게 만드는 비결

건강을 위한 수프라고 하면 이런 생각이 머릿속을 스칠 수 있다.

'아, 수프라니…. 금방 질릴 것 같은데…, 내가 계속할 수 있을까?'

'수프도 결국 요리잖아. 만드는 게 귀찮을 것 같아.'

물론 건강한 수프라고 하면 이런 것들이 연상되기 쉽다. <mark>금방 질릴 것 같고, 귀찮고, 맛도 없는 수프를 장기간 마실 수는 없겠다</mark>는 생각 말이다. 이런 수프라면 환자에게 권할 수도 없는 노릇이다.

<mark>하지만 '지방을 빼내는 수프'는 이런 생각을 뒤집어엎는 수프</mark>이다.

다음에 나오는 3장에서 자세히 소개하겠지만, 만드는 법도 무척 간단하다. 양파와 생강을 갈아 다른 재료와 섞어서 냉동하면 끝이다. 냉동 보관이므로 한 번에 많은 양을 만들어 둘 수도 있다.

ㄱ다음에는 얼린 수프스톡에 뜨거운 물을 붓기만 하면 금방 수프가 완성된다. 아무것도 하고 싶지 않고 칼을 손에 쥐기조차 싫은 날이라도 냉동된 스톡만 있으면, 1분 만에 마실 수 있는 수프를 만들 수 있는 것이다.

수프스톡에 뜨거운 물을 부어 수프로 마실 수 있을 뿐만 아니라, 또한 다양한 요리에 조미료로 활용하기에도 무척 좋다.

일단 지방을 빼내는 수프를 2주간 마셔보자

지방을 빼내는 수프의 목적은 나쁜 지방을 씻어내고, 나쁜 지방이 쌓이지 않는 체질을 만드는 것이다. 그러기 위해서는 우선 2주간 지방을 빼내는 수프를 꾸준히 마셔보는 일이 필요하다.

가장 먼저 효과가 나타나기 쉬운 것은 중성지방의 변화다. 중성지방은 우리가 활동하는 데 필요한 중요 에너지원으로 쓰인다. 수프를 마셔서 지방을 에너지로 소비하는 것이 활성화되면, 즉 지질대사가 개선되면 혈액 속 중성지방의 양은 조금씩 감소한다.

중성지방 다음으로 효과를 볼 수 있는 것은 LDL콜레스테롤이다. LDL콜레스테롤 수치가 2주 만에 감소하기는 어렵지만, ==중성지방 수치의 개선은 LDL콜레스테롤에도 좋은 영향을 미친다고== 할 수 있다. ==지질대사가 개선되면 LDL콜레스테롤의 생성이 억제==되기 때문이다.

이런 나쁜 지방의 수치는 검사를 통하지 않고서는 알 수 없지만, 전과 비교해서 피로를 덜 느끼게 되거나 뱃속이 편해지는 등 서서히 체감하는 것들이 생길 수 있다. 이렇게 몸의 변화를 스스로 느끼게 되면, 그것을 지속할 수 있는 동기로 작용한다.

그저 ==하루 한 잔 맛있는 수프를 마시기만 하면 된다.== 2주간 마실 분량을 한 차례 만들어 놓은 다음에는, 필요한 양만큼 컵에 넣어 뜨거운 물을 부으면 된다.

입맛이 없더라도 수프쯤은 마실 수 있을 테고, 소식가도 부담 없이 먹을 수 있을 것이다.

채소 먼저 먹기
식사의 함정

식이섬유가 들어간 지방을 빼내는 수프를 식사 전에 마시, <mark>혈당치 상승도 억제</mark>될 수 있다.

혹시 '<mark>채소 먼저 먹기</mark>'라는 말을 들어본 적이 있는가? 식사 시 채소를 먼저 먹는 것이 건강에 좋다고 알려진 식사법이다. 식사요법에 관심이 있는 분이라면 또 채소 먼저 먹기 이야기냐고 생각할 수도 있겠지만, 설명을 좀 더 들어주시길 바란다.

여기서는 <mark>채소 먼저 먹기의 함정</mark>에 관해 말하고자 한다. 먼저 결과부터 이야기하자면, 식이섬유와 함께 <mark>의식적으로 지질을 섭취하는 것이 중요</mark>하다는 것이다.

예를 들어 건강을 생각해서 샐러드에 논오일 드레싱을 뿌려 먹는 경우를 들어보자. 그러나 <mark>오일 드레싱을 뿌려 먹는 편이 소화 및 흡수 속도가 느려져 혈당치의 급격한 상</mark>

==승을 억제하는 데 효과적==이라고 할 수 있다. 또한 논오일 드레싱에는 중성지방을 증가시키기 쉬운 액상과당이 다량 들어가기도 하므로 지나친 사용을 주의할 필요가 있다.

==지방을 빼내는 수프에는 식이섬유가 듬뿍 들어가== 있으면서 양질의 지질도 함유되어 있다. ==식사 전에 지방을 빼내는 수프부터 마시는 '수프 먼저 먹기'를== 시도해보셨으면 한다.

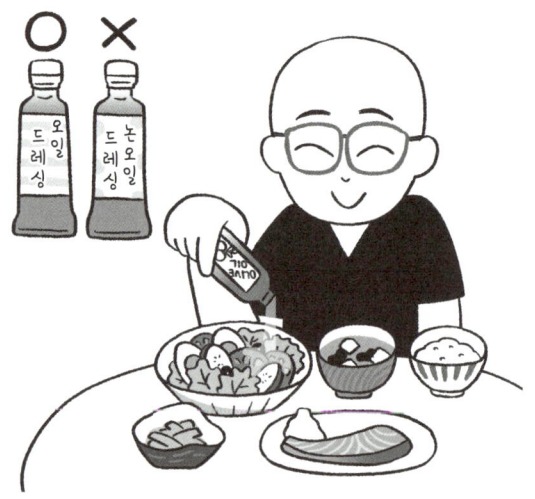

논오일 드레싱에는 감칠맛을 내기 위해 오일 대신 감미료가 많이 첨가된다. 논오일이라고 해서 안심하고 듬뿍 사용하면 당질의 과다 섭취로 이어진다.

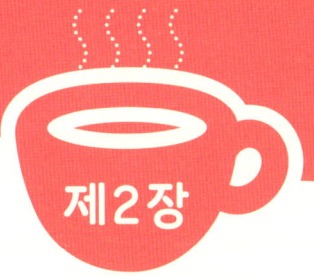

제2장

나쁜 지방 해독 수프의 개선 효과 원리

지방을 빼내는 수프로 어떻게 몸속 나쁜 지방 콤비를 퇴치할 수 있는 것일까? 그 비밀을 밝힌다!

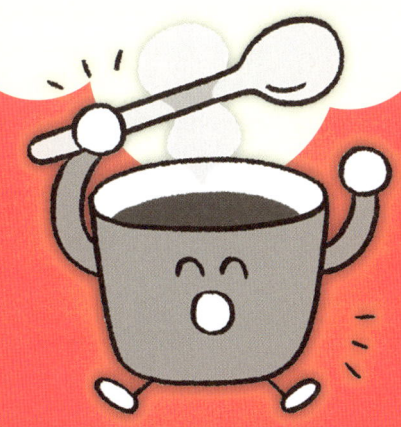

영양소 시너지 효과로
지방을 제거한다

일본에는 "한 개의 화살보다 세 개의 화살", "세 명이 모이면 문수보살의 지혜"라는 말이 있다.

한 개의 화살은 부러뜨리기 쉽지만, 세 개의 화살을 한 번에 부러뜨리려 하면 웬만해서는 부러지지 않는다는 뜻이다. "세 명이 모이면 문수보살의 지혜" 역시 혼자서는 좋은 생각이 떠오르지 않아도 세 명이 모여서 의논하면 훌륭한 생각이 나온다는 이야기이다.

이것은 모두 '힘을 합치는 것의 중요성'을 말하고 있다. 사실 영양소도 조합해서 섭취하는 편이 따로따로 섭취하는 것보다 건강 면에서 더 커다란 효과를 발휘할 수 있다. 이를 '영양의 상승효과'라고 말한다.

지방을 빼내는 수프에는 물론 몸에 좋은 성분이 듬뿍 담겨 있기도 하지만, 특징으로 살펴볼 것은 각 성분이 가

나쁜 지방을 빼내는 식재료를 가득 담았습니다!

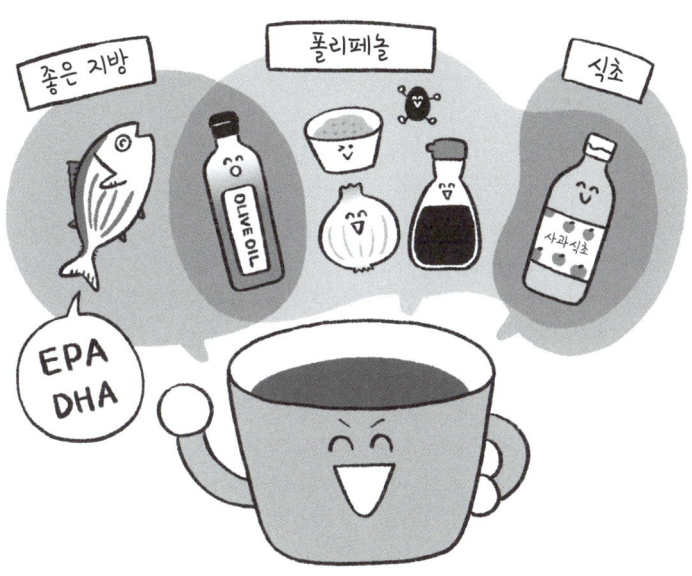

좋은 지방
· 가다랑어 가루
· 엑스트라버진 올리브오일

폴리페놀
· 양파
· 검은깨 가루
· 생강
· 가루녹차
· 간장

식초
· 사과식초

진 효과를 조합하고 이를 활용하여 나쁜 지방을 빼낸다는 점이다. 몸에 좋은 여러 가지 성분 중에서도 혈액과 몸속 지방을 빼내는 데 특히 중요한 3가지 축이 있다. 그것은 좋은 지방과 폴리페놀, 그리고 식초이다.

지방을 빼내는 수프에는 이 세 가지 축을 받쳐주는 8종류의 엄선된 재료가 풍부히 들어가 있다.

좋은 지방은 가다랑어 가루와 엑스트라버진 올리브오일로, 폴리페놀은 양파, 검은깨 가루, 생강, 가루녹차, 간장으로, 식초는 사과식초로 섭취할 수 있다. 그렇다면 지금부터 이들 영양소가 지방을 어떻게 빼내는지 하나하나 살펴보기로 하자.

수업 듣는 것처럼 따분하다고 느끼지 않도록 가능한 한 쉽게 풀어 설명하고자 한다. 삽화 등도 참고하면서 천천히 읽어보시길 바란다.

좋은 지방, 나쁜 지방의 구분은 '식으면 굳는지'에 달렸다

우선 좋은 지방과 나쁜 지방을 소개하겠다.

'좋은 지방이라면 아마씨오일이나 들기름 같은 건 들어봤는데……'

'참기름이랑 올리브오일도 몸에 좋다고 했어.'

'불포화지방산이랑 포화지방산, 들어보기야 많이 들었지만, 그래서 뭐가 다르다는 거야?'

이렇듯 좋은 지방과 나쁜 지방에 관해 들어본 적은 있어도 '좋은 지방이란?' 또는 '나쁜 지방이란?'이라는 구체적인 질문을 받게 되면 대답하기 어려운 분이 많으리라고 생각한다.

좋은 지방과 나쁜 지방을 구분하는 법은 간단하다. 보통 식었을 때 굳는 지방은 나쁜 지방이고, 식어도 굳지 않는 지방은 좋은 지방이 많다.

예를 들어 고기를 구워 먹고 남은 그릇을 그대로 두면 지방이 굳은 것을 볼 수 있다. 식으면 굳어버리는 지방, 이것이 바로 나쁜 지방이다. 한편 올리브오일처럼 굳지 않는 지방은 좋은 지방이다.

다른 예를 들자면 생선조림과 장조림을 들 수 있다. 생선조림도 식으면 국물이 약간 응고되는 경향이 있지만 장조림만큼 하얗게 굳은 지방이 생기지는 않는다. 이 차이를 연상할 수 있다면 좋은 지방과 나쁜 지방의 구분이 쉬워진다.

지금부터 왜 그렇게 구분할 수 있는지를 설명하고자 한다. 어려운 이야기는 듣고 싶지 않으시다면 63페이지로 넘어가셔도 무방하다.

식었을 때 굳는 나쁜 지방이라고 알려진 것은 포화지방산이라는 지방이다.

이미 알고 계신 분도 많을 것이다. 그럼, 다음 질문에 답을 해보자.

Q1: 포화란 무엇일까?

Q2: 지방산이란 무엇일까?

이렇게 들으면 무슨 소리인가 싶을 것이다. 만약 이미 아는 분이 있다면 이 부분을 건너뛰고 읽어도 좋고 복습을 겸해서 읽어도 좋을 것이다.

이것이 ==지방을 이해하기 위한 근본적인 부분==이다.

애초에 지방이 뭐냐는 질문을 받을 때 나는 ==세 마리의 잉어 깃발==(코이노보리, 일본 에도시대 전통 풍속으로, 물고기 모양의 바람자루 겸 깃발-옮긴이)을 상상해달라는 답을 한다.

잉어 깃발의 ==깃대 부분은 글리세린==이고 잉어 깃발의 ==본체 부분은 지방산==이라고 불리는 것이다. ==깃대와 본체를 합한 것==은 '트라이글리세라이드'라고 부른다.

우리가 보통 눈으로 보는 ==지방의 정체는 이 트라이글리세라이드가 합쳐진 것==이다.

이 잉어 깃발은 ==지방산의 종류에 따라, 즉 소고기 지방인지 생선의 지방인지에 따라 변한다.==

이제 지방산에 관한 설명을 좀 더 해보겠다. 지방산이란 탄소와 수소가 사슬처럼 연결되어 만들어진 것이다. 그리고 이 사슬이 연결된 길이와 형태에 따라 지방산의 종류가 달라진다.

여러 종류가 있지만 크게 나누자면, 두 종류로 분류할 수 있다. 바로 포화지방산과 불포화지방산이다. 포화, 즉

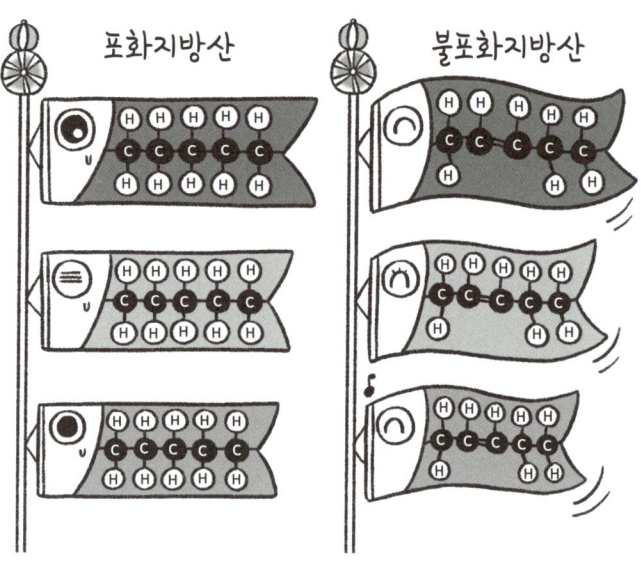

왼쪽 깃발은 포화지방산, 오른쪽 깃발은 불포화지방산이다. 불포화지방산 깃발은 바람에 나부끼며 즐거워 보이는 네에 비해, 포화지방산 깃발은 딱딱하게 굳어서 깃발을 움직일 수조차 없다. 포화지방산 깃발을 몸속에 넣으면 나쁜 지방이 점점 늘어난다.

빼곡하게 가득 차 있는지 아닌지에 따라 다른 것이다.

앞 페이지의 잉어 깃발 그림을 다시 살펴보자. 왼쪽 깃발에는 수소(H)와 탄소(C)라는 분자가 모두 이어져 있는 상태이다. 분자로 가득 차 있으므로 깃발 본체는 딱딱해져서, 유연하게 움직일 수 없다.

한편 오른쪽 깃발은 왼쪽 깃발보다 가득 차 있지 않은 것을 볼 수 있다. 그리고 탄소끼리 이중으로 이어진 부분이 있다. 이를 이중결합이라고 하는데, 이중결합이 있으면 수소가 적어지게 되고 그만큼 공간이 생긴다.

오른쪽 깃발은 공간에 여유가 있으므로 건강하게 바람을 맞으며 나부낄 수 있는 것이다.

사실 이 깃발은 좋은 지방과 나쁜 지방의 구조와 같은 형태이다. 포화해 있는 포화지방산은 이중결합이 없고 가득 찬 상태이므로 분자로서 안정되어 있어 상온에서도 굳는다.

그러나 이중결합이 있는 불포화지방산은 분자적으로 불안정하므로 상온에서도 굳지 않는 것이다.

올리브오일 등이 상온에서도 굳지 않는 이유는 불포화

지방산이 다량 함유되어 있기 때문이다. 반대로 소고기 등 동물성 지방은 포화지방산이 많으므로 상온에서 고체가 된다.

앞에서 포화지방산이 건강에 나쁘다고 설명한 것처럼, 상온에서 녹아 있는 지방은 섭취를 권장할 만한 지방이고 반대로 고체 형태로 굳는 지방은 섭취에 주의해야 하는 지방이다.

포화지방산이 많은 지방을 기준치 이상 섭취하면 중성지방이나 LDL콜레스테롤이 증가하기 때문이다.

오메가3와 오메가9로
중성지방과 LDL콜레스테롤 줄이기

불포화지방산은 좋은 지방이라고 알려져 있다. 앞에서 말한 포화지방산에 '불'이라는 글자가 붙은 것이다. 즉 포화하지 않은 상태의 지방산이라는 뜻이다.

빼곡하게 들어차 있지 않아 상온에서도 액체 형태를 그대로 유지한다. 이 지방은 체내에서 합성할 수 없는 필수 지방산으로, 식사를 통해 섭취해야만 하는 지방으로 알려져 있으며 생선과 식물 등에 다량 함유되어 있다.

불포화지방산은 탄소(C)끼리 이중으로 이어진 부분이 있다고 설명했는데, 이 이중결합의 수에 따라 오메가3, 오메가6, 오메가9로 다시 나뉜다.

오메가3 지방산은 중성지방을 감소시키는 성분으로 주목받고 있으며, 가다랑어나 정어리, 고등어 등의 생선이나 아마씨오일, 들기름, 호두나 아몬드 등의 견과류에 많이 들어있다. 생선에 함유된 <mark>DHA(도코사헥사에노익산)와 EPA(아이코사펜타엔산)는 체지방을 태우는 작용</mark>을 한다는 놀라운 보고도 있다.

지방을 빼는 수프에는 오메가3 지방산이 함유된 식재료로 가다랑어 가루가 사용되었다.

<mark>오메가9 지방산은 HDL콜레스테롤을 증가시키고 LDL콜레스테롤을 감소시키</mark>는 우수한 효과가 있다. 그리고 동맥경화와 고혈압 예방에도 효과적이며 장의 연동을 활성화하여 변비를 개선하는 작용도 한다.

오메가9 중에서도 권장할 만한 것은 <mark>화학 처리 및 열을 가하지 않고 제조된 엑스트라버진 올리브오일</mark>이다.

한 연구소에서는 매일 3큰술 정도의 엑스트라버진 올리브오일을 섭취하면 심장병과 심혈관 질환으로 인한 사망의 위험도가 30%나 감소한다는 보고도 있었다. 엑스트라비진 올리브오일은 지방을 빼내는 수프의 재료로 사용되었다.

불포화지방산이라도
오메가6는 조심해야 한다!

불포화지방산은 좋은 지방으로 알려져 있으나 두 가지 조심해야 할 것이 있다. 식용유와 참기름 등에 포함된 오메가6 지방산과 트랜스 지방산이다.

오메가6 지방산은 체내에 염증을 촉진하는 물질을 만드는 데 관여하므로 과하게 섭취하면 몸에 악영향을 줄 가능성이 있다. 일상생활 속에서 오메가6 지방산은 충분히 섭취하게 되므로 오히려 과다 섭취하지 않도록 조심해야 할 필요가 있는 것이다.

그리고 액체 상태의 지방을 인공적으로 고형화할 때 만들어지는 트랜스 지방산은 심장병 발생의 위험을 높이는 것으로 알려져 세계보건기구(WHO)에서는 트랜스 지방산의 섭취를 총 칼로리 섭취량의 1% 미만으로 제한할 것을 권장하고 있다. 미국에서는 2018년 6월부터 트랜스 지방

좋은 지방과 나쁜 지방

적극 섭취 권장

오메가3 지방산이 많은 지방

- 어유(DHA·EPA)
- 들기름
- 아마씨오일
- 호두오일

오메가9 지방산이 많은 지방

- 올리브오일
- 미강유
- 유채유
- 해바라기씨유
- 아몬드오일

섭취 주의

오메가6 지방산이 많은 지방

- 식용유
- 참기름
- 콩기름
- 옥수수유

포화지방산이 많은 지방

- 라드
- 우지
- 버터
- 마가린

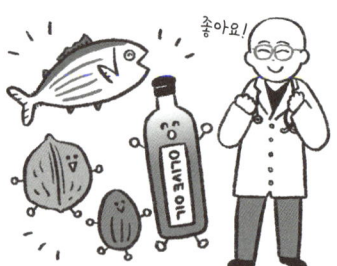
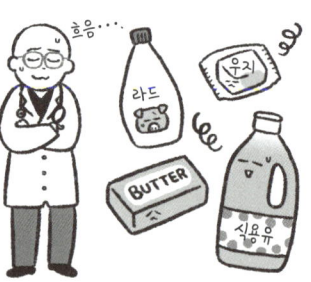

산의 식품 사용을 원칙적으로 금지하고 있을 정도이다.

이야기가 조금 복잡해졌으니, 좋은 지방과 나쁜 지방에 대해 다시 정리해보자.

- 좋은 지방: 오메가9 지방산, 오메가3 지방산
- 나쁜 지방: 포화지방산, 오메가6 지방산, 트랜스 지방산

구체적으로 각각의 지방이 어디에 해당하는지 66페이지에 그림으로 정리해놓았으니 참고하면 된다.

단, 좋은 지방이 많이 함유된 식품이라도 포화지방산이나 오메가6 지방산을 조금씩은 함유하고 있다. 그러므로 좋은 지방이라고 해서 극단적으로 과다 섭취하는 것은 삼가야 한다.

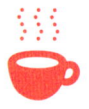

몸속이 녹슬면
나쁜 지방이 기승을 부린다

쇠로 만든 자동차를 떠올려 보자.

좋은 자동차도 시간이 흘러 풍화되면 낡기 마련이다. 녹이 슬면 브레이크 주변 부품이 딱딱해져서 브레이크 작동도 원활하게 되지 않는다. 이대로 두면 운전도 제대로 할 수 없는 지경에 이르게 된다.

사실 이와 같은 상황이 우리 몸속에서도 일어나고 있을 수 있다. 쇠에 녹이 슬 듯 몸속에서 녹이 슬기 시작하는 것을 '산화'라고 한다.

원인은 강한 독성을 지닌 활성산소이다.

우리는 호흡을 통해 체내에 산소를 공급히고 있는데, 이 산소의 약 2%가 활성산소라고 하는 물질로 변화한다. 활성산소의 원래 역할은 가지고 있는 강한 독성을 이용해 체내에 침입해오는 병원균과 바이러스를 퇴치하는 것이다.

그러나 이것이 지나치게 증가하면 자기 세포를 공격하는 악당으로 변모하고 만다.

활성산소가 늘어나는 요인은 다음과 같다. 스트레스 및 불균형한 식사, 건강과는 거리가 먼 생활 습관, 흡연, 음주, 노화, 과로, 비만, 자외선, 식품첨가물 등 여러 가지와 관련되어 있다.

그리고 이러한 활성산소는 안타깝게도 LDL콜레스테롤 및 중성지방과 궁합이 무척 좋다.

LDL콜레스테롤이 나쁜 콜레스테롤이라고 불리는 이유는 과다하게 늘어나면서 혈관 안쪽 벽에 달라붙어 축적되고, 활성산소와 결합하여 산화하기 때문이다. 산화를 통해 커다랗게 덩어리져서 혈관을 좁고 딱딱하게 만들어 혈행, 즉 피의 흐름을 방해함으로써 동맥경화를 일으키는 것으로 알려졌다.

이렇게 되는 원인 중 하나는 또 다른 나쁜 지방인 중성지방이다.

중성지방이 늘어나면 LDL콜레스테롤보다 무서운, 작은 입자의 소형 LDL콜레스테롤이 증가하기 때문이다. 소형

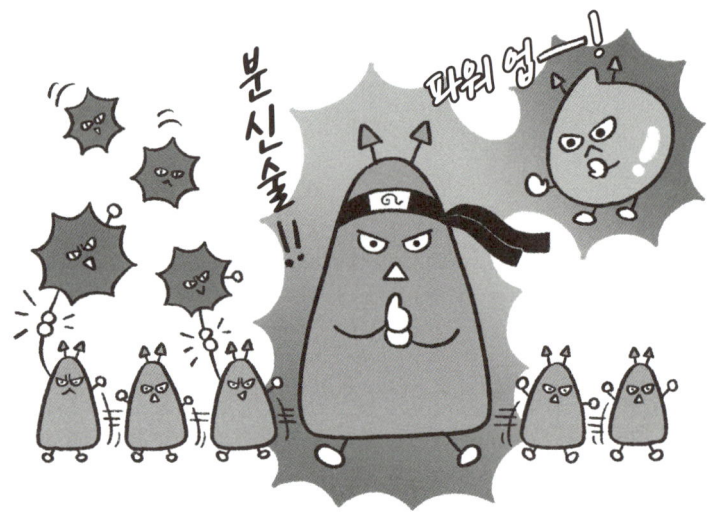

활성산소가 LDL콜레스테롤과 힘을 합치면 소형 LDL콜레스테롤이 증가한다. 작아진 LDL콜레스테롤은 더욱 위험한 시한폭탄을 혈관 속에 설치한다.

LDL콜레스테롤은 '초악성'이라고 불리는 만큼 보통의 LDL콜레스테롤보다 쉽게 산화하며 혈액 속에 더 오랫동안 머무를 수 있으므로, 동맥경화의 발생을 증가시킨다. LDL콜레스테롤 수치가 높은 사람 중에서도 ==소형 LDL콜레스테롤 수치가 높은 사람은 심근경색 발생 위험도가 3배가 된==

다는 연구 보고도 있다.

이러한 활성산소의 공격으로부터 몸을 지키는 것이 수프의 세 가지 축 중에서 두 번째에 해당하는 폴리페놀이다. 폴리페놀은 주로 식물의 색소 및 쓴맛과 떫은맛을 내는 것으로 알려진 성분이다. 폴리페놀은 몸에 여러 가지 좋은 작용을 하는데, 그중에서도 가장 유명한 것이 강력한 항산화 작용이다.

지방을 빼내는 수프에서 기대하는 것도 그 부분이다. 폴리페놀은 나쁜 지방이 산화를 통해 기승을 부리게 만드는 활성산소를 잡아먹는다.

산화를 막을 수 있다면 LDL콜레스테롤이 나쁜 콜레스테롤이라고 불릴 일도 없다. 지방을 빼내는 수프를 섭취하여 나쁜 지방을 빼내고 축적하지만 않는다면, 오히려 나쁜 것이 아니라 몸에 필요한 콜레스테롤이 될 수 있다. 악역이 되기 쉽지만 사실 LDL콜레스테롤은 간이 만든 콜레스테롤을 온몸에 운반하는 역할을 한다. 그 역할에 충실하게 되는 것이다.

참고로 HDL콜레스테롤은 혈액 속에 떠다니는 여분의

콜레스테롤을 회수하는 일을 한다. 이것은 몸에 유익하다고 해서 좋은 콜레스테롤이라고 불린다.

LDL콜레스테롤을 악역으로 만들지 않을 힘을 가진 것이 폴리페놀이다. 폴리페놀은 5,000종류 이상이 있는데, 그중에서 산화를 방지하는 항산화 작용이 뛰어난 것은 다음의 폴리페놀이다.

- **레스베라트롤** … 포도 껍질이나 레드와인에 함유되어 있다.
- **카테킨** … 녹차에 다량 함유된 성분이다. 특히 에피갈로카테킨 갈레이트(EGCG)는 강력한 항산화 작용을 하는 것으로 알려졌다.
- **케르세틴** … 양파나 찻잎, 사과 등에 함유되어 있다.
- **올레우로페인** … 올리브오일에 함유되어 있다.
- **대두 아이소플라본** … 대두나 대두로 만든 제품에 함유되어 있다.
- **쇼가올** … 생강에 함유되어 있다.

- **안토시아닌** … 블루베리와 블랙베리, 체리 등에 함유되어 있다.
- **쿠르쿠민** … 강황에 함유되어 있다.
- **페룰산** … 현미와 쌀겨에 함유되어 있다.

==지방을 빼내는 수프에는 폴리페놀을 함유한 대표적인 식재료 몇 가지를 사용==하고 있다. 하루 한 잔 마시는 수프로 나쁜 지방을 빼낼 뿐 아니라, 지방이 몸속에서 기승을 부리는 것도 예방할 수 있다.

사과식초로 몸속
깨끗이 정화하기

세 가지 축 중 마지막은 식초이다. 식초는 예로부터 조미료로 쓰여왔는데, 건강에 좋은 것으로 주목받는 성분은 식초의 주성분인 초산과 구연산이다.

초산은 식후 혈당치의 급격한 상승을 억제하고 혈압을 낮추는 효과가 있는 것으로 알려져 있다. 특히 나쁜 지방을 감소시키는 초산의 효과는 매우 뛰어나, 지방의 합성을 억제하는 것은 물론 지방 연소를 촉진하는 작용도 있다고 한다. 그 결과 간접적으로 LDL콜레스테롤을 감소시키게 되는 것이다.

구연산은 신진대사를 촉진하고 피로물질인 젖산을 몸속에서 분해하는 효과도 있어 피로 완화를 돕는다.

지방을 빼내는 수프에는 여러 효능이 있는 식초 중에서 가장 권장하고 싶은 사과식초를 사용했다. 사과식초는 열매를 원료로 하는 식초(과실초)의 일종으로 사과의 상큼한 산미가 있어 마시기 쉽다는 특징이 있다. 쌀이나 보리 등 곡물을 원료로 하는 식초와 달리 물이나 탄산수 등을 더하면 맛있는 음료로도 즐길 수 있는 것이다.

게다가 ==사과식초에는 다른 식초보다 뛰어난 점이 하나 더 있다.== 바로 '사과 폴리페놀'이라고 하는 ==성분==인데, 이 폴리페놀에는 무척 우수한 효능이 있다.

최근 연구에서는 ==장수 유전자를 활성화하여 수명을 연장하는 효과가 있는 것==으로 발표되었다. 장수 유전자란 노화 과정과 연관된 유전자를 말하는데, ==활성화하면 노화 속도를 늦출 수도 있을 것==으로 예상된다.

이 장수 유전자를 활성화하는 성분으로 알려진 것은 레드와인이나 포도 껍질 등에 함유된 레스베라트롤인데, 사과에 함유된 폴리페놀도 비슷한 효과가 있는 것으로 밝혀졌다.

물론 다른 폴리페놀처럼 ==강력한 항산화 효과도 지니고 있어 나쁜 지방이 기승을 부리는 것을 방지==한다.

또한 항산화 효과가 뛰어난 비타민E의 소모를 막으며,

지방 흡수를 억제하는 효과도 있다는 사실이 동물실험 결과 밝혀졌다.

다음 장인 3장에서는 지방을 빼내는 수프를 만드는 법과 수프스톡을 응용해서 만든 요리 레시피를 소개하고자 한다.

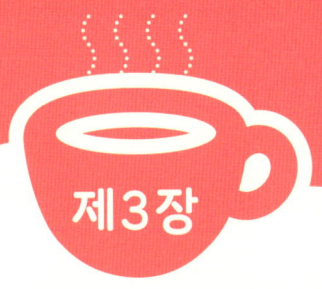

제3장

나쁜 지방 해독 수프를 마셔보자

맛있는 데다 몸에도 좋아 더할 나위 없는 지방을 빼내는 수프로, 평소의 식사를 특별한 것으로 만들어 보자.

맛있게 먹고
건강까지 챙기는 수프

 나쁜 지방이 쌓이는 음식이라는 사실을 알면서도 먹고 싶은 마음은 제어하기 어렵다. 누구라도 그 마음을 이해할 수 있을 것이다. 이렇게 말하는 나도 일본 라멘을 너무 좋아한다. 기름진 돈코쓰 라멘(돼지뼈로 육수를 낸 일본식 라멘)이라면 사족을 못 쓴다. 나쁜 지방이 쌓인다는 사실을 알고는 있지만, 그 매력에는 저항할 길이 없다. 어느새 정신을 차리고 나면 이미 한 그릇 뚝딱하고 난 뒤이다. 그러고 나면 후회가 폭풍처럼 밀려오고는 한다.

 나와 같은 분들도 꾸준히 먹을 수 있는 건강에 좋은 음식 개발에 고민을 거듭한 결과 찾아낸 답은, 아무리 몸에 좋아도 맛이 없으면 안 된다는 점이다.

 먹는 것을 즐기지 않는 분들도 맛이 없으면 꾸준히 지속할 수 없을 것이다. 약이라고 생각하고 먹으려 해도, 진짜

약도 아닌 음식을 계속해서 먹기란 어렵기 때문이다.

  이런저런 시행착오를 겪으며 완성한 것이 이 책에서 소개하는 지방을 빼내는 수프이다. 이제 수프 만드는 법을 설명하려 한다. 2주간 수프를 섭취하는 실험에 참여한 분들도 극찬한 수프의 맛과 건강 개선 효과를 함께 느껴주셨으면 한다.

의사로서 자신 있게 추천하는
'지방을 빼내는 수프'를
하루 한 잔씩, 우선 2주간
드셔보시길!

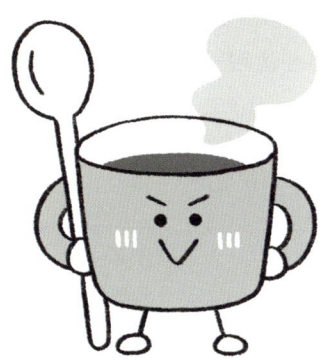

어떤 상황에서든 마시기 좋은, 지방을 빼내는 수프

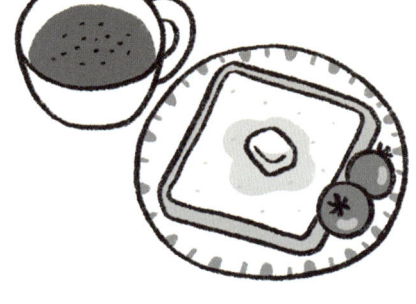

아침 식사에 하나 더 추가해서

아침을 거르거나 가볍게 드시는 분들은 아침에 마시기를 가장 추천한다. 밥은 물론 빵과도 잘 어울려서, 된장국이나 즉석 컵수프 대신 마실 수 있다.

출출할 때

저열량이면서 영양 균형도 잡혀있으므로 출출할 때 먹기에도 매우 적합하다. 특히 영양의 불균형을 신경 쓰는 분들은 간식 대신 마시면 영양의 균형이 잡힌다

야식이 너무 먹고 싶을 때

배가 고파 잠들 수 없지만 야식은 살이 쪄서 꺼려질 때, 저열량이면서 지방까지 빼내는 수프라면 마음 놓고 먹을 수 있다. 소화도 잘되어 수면의 질을 떨어뜨리지도 않는다.

밥 먹기 전에

밥 먹기 전에 마시면 혈당치의 급격한 상승을 막을 수 있다. 가다랑어포의 감칠맛 성분인 히스티딘 성분은 뇌 속 포만 중추를 자극하여 식욕을 조절한다. 식사 전에 미리 수프를 마시면 과식도 방지할 수 있다.

술 마시기 전에

술을 마시기 전에 수프를 마시면 알코올의 흡수도 천천히 이루어져 크게 취하는 것을 막을 수 있다. 당질 및 지질의 흡수를 억제하므로 안주를 좋아하는 사람에게 추천한다.

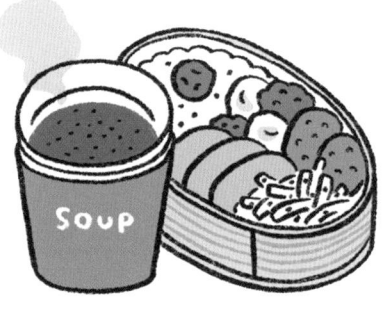

식욕이 없을 때

사과식초에 함유된 초산과 구연산, 사과산은 위산 분비를 촉진하여 소화와 흡수를 돕는 작용을 하므로 식욕이 없을 때 마시기에도 좋다. '산'이라고 하면 위를 망가뜨리지 않을까 걱정될 수 있지만, 수프에는 다양한 재료와 함께 사과식초가 사용된 것이므로 위에도 부담이 적다.

점심시간에

수프 보온병에 담아 가져가서 도시락과 함께 먹기에도 좋다. 집에서 미리 전자레인지나 냄비에 넣고 데운 후에 보온병에 넣어 준비하자. 혹은 수프 스톡째 가져가서 마실 때 뜨거운 물을 부어 마셔도 좋다.

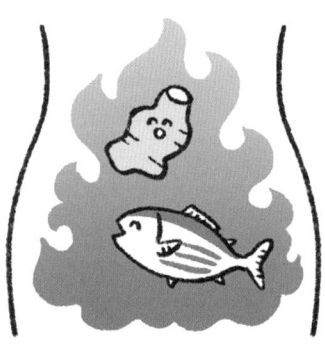

다이어트 중에

저열량이면서도 영양가는 높은 지방을 빼내는 수프를 마시면 다이어트 중의 영양부족도 막을 수 있다. 그리고 가다랑어 가루의 감칠맛 성분인 이노신산과 생강의 쇼가올, 카테킨 등 대사를 높여 다이어트를 도와주는 성분도 가득 들어있다.

하루 한 잔 마시는
수프로 혈액과 몸속에
쌓인 나쁜 지방을
깨끗이 씻어내자!

지방을 빼는 수프를 마시는 습관을 들여 악성 지방을 흘려보내자!

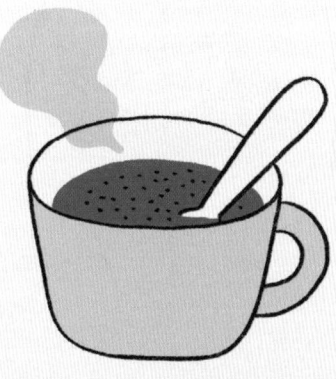

세 단계로 완성!
지방을 빼내는 수프스톡

1단계
생강과 양파를 간다

2단계
재료를 섞는다

3단계
냉동고에 넣어 얼린다

> 마시고 싶을 때
> 따뜻한 물 100ml를 부어
> 수프스톡을
> 녹이기만 하면 끝!

미리 만들어 놓을 수 있으니 꾸준히 먹기 편하다!

지방을 빼내는 수프스톡 만드는 법

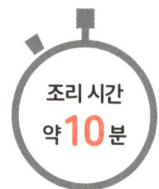

조리 시간 약 **10**분

재료 (10인분)

가다랑어 가루 … 50g
검은깨 가루 … 3큰술(18g)
엑스트라버진 올리브오일 … 2큰술(24g)
사과식초 … 1큰술(15g)
가루 녹차 … 2큰술(약 7.2g)
간장 … 70g
양파 … 1개(200g)
생강 … 20g

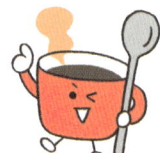

한 잔당 영양성분

열량 … 63kcal
단백질 … 4.7g
지방 … 3.5g
탄수화물 … 2.3g
식염(소금) … 1.1g

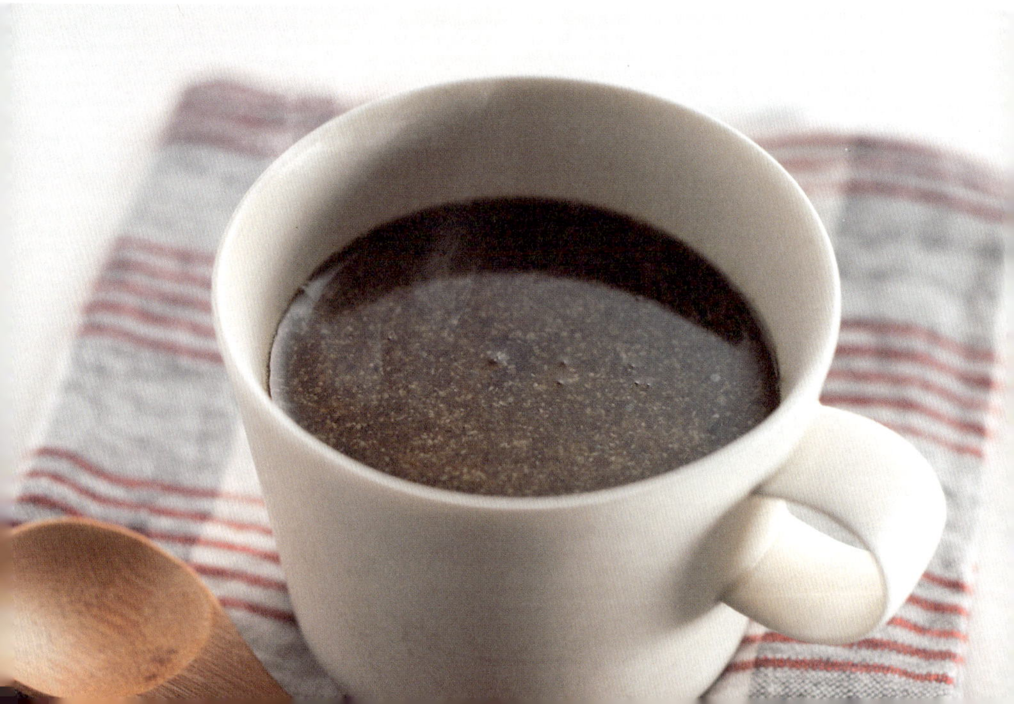

매우 간단한 조리법!

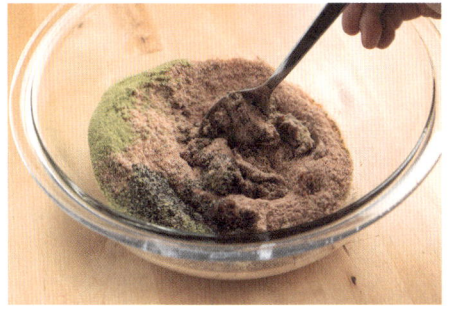

가다랑어 가루, 검은깨 가루, 엑스트라버진 올리브오일, 사과식초, 가루 녹차, 간장을 볼에 담고 잘 섞는다.

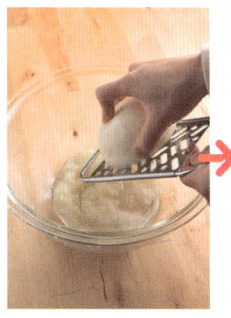 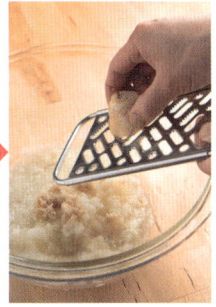

양파를 갈고 생강도 간다.

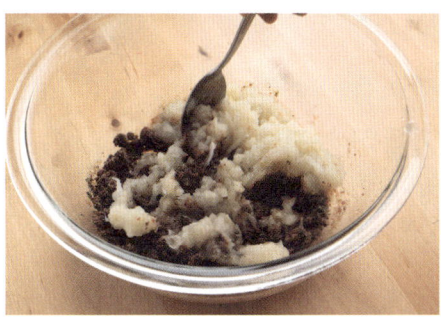

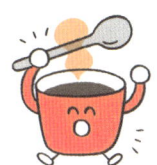

1에 2를 더해서 잘 섞는다.

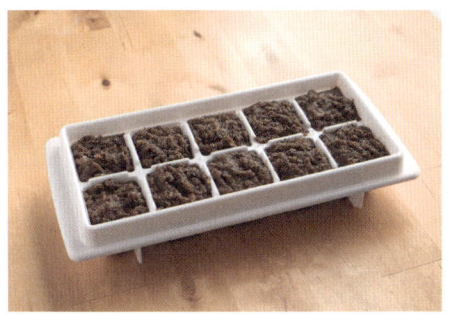

3을 얼음 틀에 담아 냉동고에 넣는다(냄새가 배는 것이 걱정된다면 랩을 씌운다).

누구나 만족할
2가지 보존 방법

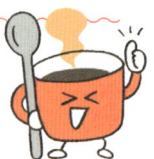

1

정확한 양을 섭취하고 싶다면

큐브 하나의 무게는 40g

10개 들이 얼음 틀(가로 35mm×세로 40mm×깊이 35mm)을 사용하면 큐브 하나가 수프 한 잔 분량이 된다. 먹을 때마다 분량을 재지 않고도 정확한 양을 드시고 싶은 분에게 추천한다.

2

한꺼번에 만들어 놓고 싶거나
얼음 틀에 담는 것이 귀찮다면

한꺼번에 만들어 놓고 싶거나 얼음 틀에 담는 것이 귀찮다면 냉동 사용이 가능한 비닐에 넣어서 보관하는 방법을 추천한다. 재료를 비닐에 넣어서 얇고 고르게 펴서 냉동한다. 수프를 먹기 전 비닐 위에서 잘라 꺼낸 뒤 약 40g이 되는지 측정한 뒤 사용하면 된다.

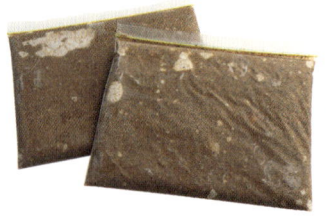 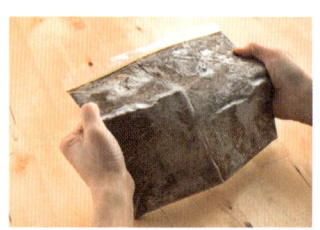

상황에 맞춰 고를 수 있는
해동 방법

1 바쁘거나 뜨거운 음식을 잘 못 먹는다면

수프스톡에 뜨거운 물을 부어 잘 저으면 된다. 아주 뜨겁지는 않아도 손쉽게 만들 수 있어서 시간이 없는 상황에 추천할 만하다. 이 방법으로 먹을 때는 반드시 팔팔 끓인 물을 사용하는 것이 좋다.

맛있게 먹기 위한 팁
팔팔 끓인 물 사용하기

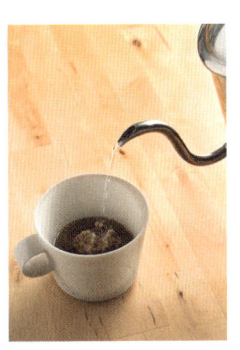

2 '수프는 뜨거워야 제맛이지!'라고 생각한다면

수프스톡과 물 100ml를 내열 용기에 넣고 랩을 씌운 뒤 전자레인지(600W)에서 1분 30초 정도 가열하여 잘 저어 녹인다. 뜨겁게 마시고 싶거나 수프 보온병에 담아 가져가야 할 때 추천할 만하다.

영양가를 파괴하지 않는 가열시간
600W 기준 1분 30초

3 가족 모두 마시고 싶다면

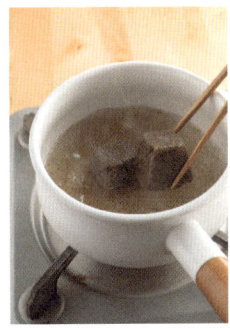

마실 사람 수만큼의 수프스톡과 물을 냄비에 넣은 뒤 한소끔 끓이면서 잘 저어 녹인다. 다수가 먹을 수프를 한 번에 만들고 싶을 때, 수프 보온병에 담아 가져가야 할 때 추천할 만하다. 지나치게 끓이면 영양가가 파괴될 수 있으므로 팔팔 끓이지 않도록 주의해야 한다.

영양가 파괴를 최소화하는 팁
한소끔 끓으면 불 끄기

지방을 빼내는 건강 식재료를
듬뿍 섭취할 수 있는 수프

양파

- 다이알릴디설파이드
- 케르세틴

양파 냄새의 원인 성분인 다이알릴디설파이드와 양파에 다량 함유된 항산화 물질 케르세틴에는 중성지방과 LDL콜레스테롤 대사를 촉진하여 혈액을 맑게 하는 효과가 있다.

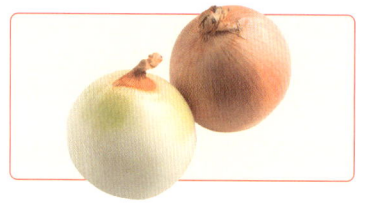

가다랑어 가루

- EPA/DHA(오메가3 지방산)
- 단백질

오메가3 지방산으로 분류되는 EPA·DHA는 가다랑어 가루에 들어 있는데, 혈액 속 중성지방과 체지방을 줄이는 데 효과적이다. 그리고 부족하기 쉬운 단백질도 풍부하게 들어있다.

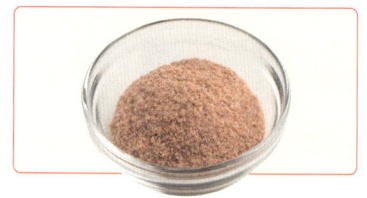

검은깨

- 세사민
- 비타민

참깨 성분인 리그난의 일종인 세사민은 강력한 항산화 물질인 비타민E를 활성화하는 효과가 있으며, 혈압을 낮추는 작용도 한다.

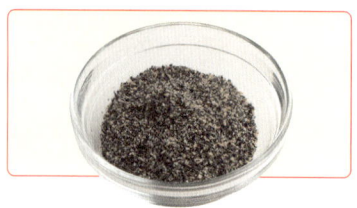

간장

- 아이소플라본

간장을 만드는 콩에 함유된 폴리페놀의 종인 아이소플라본과 사포닌은 LDL콜레스테롤의 산화를 막고 혈액 속 여분의 지방을 깨끗하게 씻어준다.

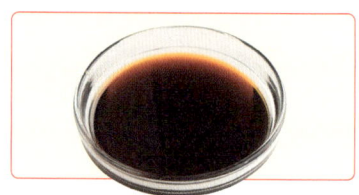

지방을 빼내는 수프스톡을 사용한 다양한 레시피는 다음 페이지에!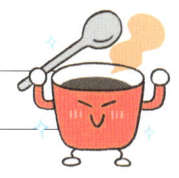

엑스트라버진 올리브오일

`오메가9 지방산`

`폴리페놀`

엑스트라버진 올리브오일에 함유된 지방산의 약 70~80%는 오메가9 지방산으로 분류되는 올레산이다. 그리고 활성산소를 제거하는 폴리페놀도 다량 함유되어 있다.

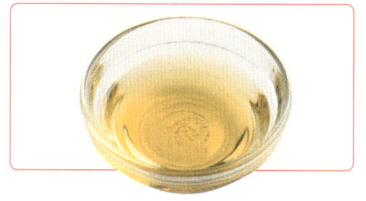

사과식초

`초산`

`구연산`

`사과 폴리페놀`

사과식초에 함유된 초산은 급격한 혈당치 상승을 억제하여 고혈당 및 비만 개선을 돕고, 지방 연소를 촉진한다. 또 사과 폴리페놀의 항산화 효과는 세사민의 약 17배인 것으로 알려져 있다.

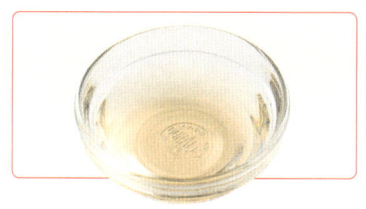

가루 녹차

`카테킨`

카테킨은 차의 떫은맛과 쓴맛 성분인 폴리페놀의 일종으로 몸의 산화를 막고, LDL콜레스테롤을 감소시키며, 혈당치 상승을 억제하는 등 다양한 건강 효과가 있는 것으로 알려졌다.

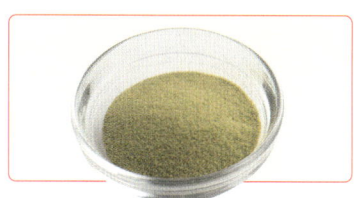

생강

`진저롤`

생강의 매운 성분인 진저롤(가열 시 쇼가올로 전환)은 혈행 및 대사를 개선하여 지방의 분해와 배출을 촉진한다. 그리고 장의 움직임을 원활하게 만든다.

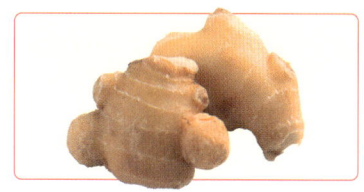

수프 레시피

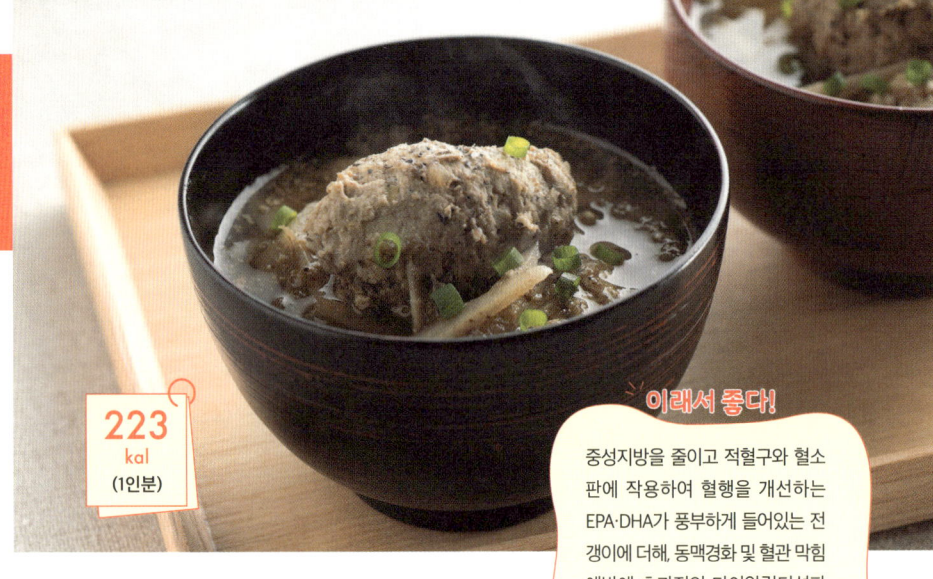

223 kcal (1인분)

이래서 좋다!

중성지방을 줄이고 적혈구와 혈소판에 작용하여 혈행을 개선하는 EPA·DHA가 풍부하게 들어있는 전갱이에 더해, 동맥경화 및 혈관 막힘 예방에 효과적인 다이알릴디설파이드가 다량 함유된 파를 듬뿍 사용한 완자 수프로 혈액이 맑아진다.

EPA·DHA와 다이알릴디설파이드로 혈액이 맑아지는

완자 수프

재료 (2인분)

가시를 바른 전갱이
  (정어리나 고등어로 대체 가능)
  … 중간 크기 2마리
  (약 180g)
파 … 30g
생강 … 1조각
달걀 … 1개
물 … 1과 1/2컵
우엉 … 60g
지방을 빼내는 수프스톡
  … 2개
쪽파 … 적당량

만드는 법

1. 믹서나 강판을 이용해 전갱이를 점성이 생길 때까지 으깬다(믹서나 강판이 없다면 식칼로 점성이 생길 때까지 다진다). 대파와 생강은 다지고, 우엉은 연필 깎듯 얇게 썬 뒤 물로 가볍게 헹군다.

2. 지방을 빼내는 수프스톡 1개를 전자레인지로 해동(600W 약 30초)하고 전갱이, 파, 생강, 달걀을 넣고 잘 섞어 반죽을 만든다.

3. 냄비에 물과 우엉을 넣고 한소끔 끓인 후, 숟가락을 이용하여 2를 떠 넣어서 속까지 익을 수 있게 3~4분 뚜껑을 덮은 채 끓인다.

4. 나머지 수프스톡 1개를 넣고 녹인 뒤 전체적으로 잘 어우러지면 완성이다. 그릇에 옮겨 담고 잘게 자른 쪽파를 뿌린다.

입맛이 없을 때는 상큼한 냉국으로 영양 보충!

고등어 오이냉국

수프 레시피

재료 (2인분)

오이 … 1개
양하 … 2개
차조기 잎 … 4장
지방을 빼내는 수프스톡 … 1개
A
　미소된장 … 2작은술
　검은깨 가루 … 2큰술
　고등어 통조림 국물 … 1큰술
물 … 1과 1/2컵
고등어 통조림 … 100g

만드는 법

1. 오이와 양하는 잘게 자르고 차조기 잎은 굵게 다진다.
2. 전자레인지로 해동(600W 약 30초)한 지방을 빼내는 수프스톡과 A를 넣어 섞은 뒤, 분량의 물을 조금씩 부으며 잘 섞는다. 그리고 1의 준비한 재료와 고등어 통조림을 넣는다.

※ 바로 먹어도 맛있지만, 30분 정도 냉장고에서 숙성한 뒤 먹으면 더욱 좋다. 찰보리밥이나 현미밥을 넣어 먹으면 식이섬유와 비타민까지 챙길 수 있다.

이래서 좋다!

통조림 고등어를 넣은 시원한 냉국이다. 냉국은 소화를 촉진하므로 소화 능력이나 식욕이 떨어져 있을 때도 가볍게 먹기 좋다. 고등어를 넣어 만들면 부족해지기 쉬운 단백질과 비타민 섭취도 보충할 수 있다.

188 kal (1인분)

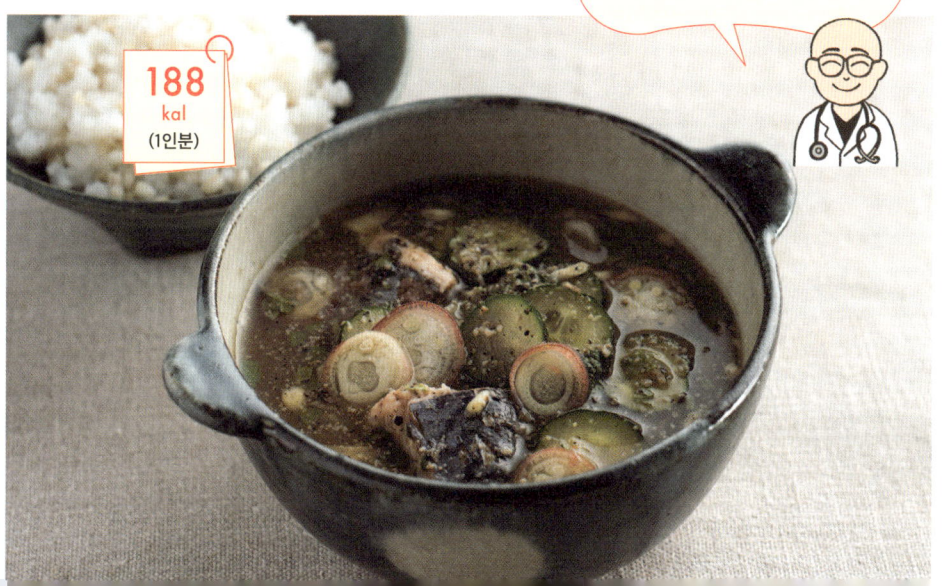

수프 레시피

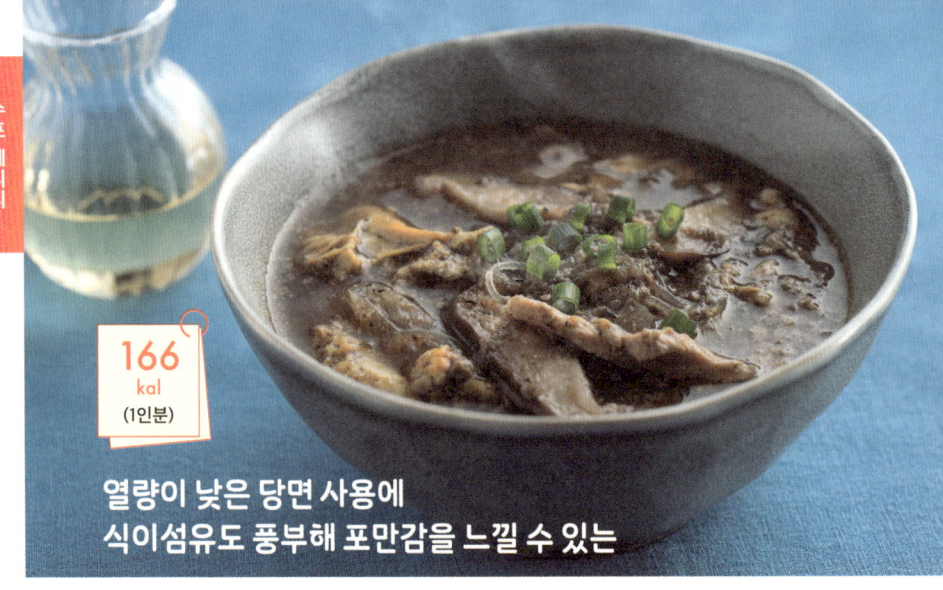

166 kal (1인분)

열량이 낮은 당면 사용에
식이섬유도 풍부해 포만감을 느낄 수 있는

당면을 넣은 산라탕

재료 (2인분)

표고버섯 … 2개
대파 … 30g
생강 … 1조각
닭가슴살(껍질 제외) … 70g
물 … 2컵
당면 … 10g
지방을 빼내는
  수프스톡 … 2개
달걀 … 1개
쪽파(생략 가능) … 적당량
식초 … 취향껏

만드는 법

1. 표고버섯은 꼭지를 떼고 얇게 썬다. 파는 얇게 어슷썰고, 생강은 잘게 채 친다. 닭가슴살은 결을 따라 얇게 썬다.

2. 냄비에 표고버섯과 파, 생강, 물을 넣어 한소끔 끓이고 닭가슴살을 넣어 1~2분 정도 끓여 익힌 뒤, 당면을 넣어 잘 섞고 다시 1분 정도 끓인다.

3. 지방을 빼내는 수프스톡을 넣은 뒤 끓어오르면 풀어둔 달걀물을 흘려 넣고 살짝 익었을 때 불을 끈다. 냉장고에 있다면 잘게 썬 쪽파를 올린다. 마지막으로 식초를 뿌린다.

이래서 좋다!

산미가 식욕을 자극하는 산라탕에 열량이 낮은 당면을 넣었다. 당면의 식이섬유로 혈당치의 급격한 상승을 제어하면서 에너지원이 되는 탄수화물을 섭취할 수 있어, 나쁜 지방을 배출하면서도 배불리 먹었다는 만족감을 느낄 수 있다.

수프 레시피

재료 (2인분)

- 두부 … 100g
- 양배추 … 80g
- 부추 … 30g
- 물 … 1과 1/2컵
- 김치 … 80g
- 해물 믹스 … 100g
- 지방을 빼내는 수프스톡 … 2개
- 달걀(생략 가능) … 1개

만드는 법

1. 두부는 큼지막하게 자른다. 양배추는 3cm 폭으로 채 썰고, 부추는 3cm 길이로 자른다.

2. 냄비에 김치를 넣어 한소끔 끓인 뒤 두부와 양배추, 해물 믹스를 넣고 뚜껑을 닫은 채 재료가 잘 익을 때까지 끓인다. 수프스톡을 넣고 끓어오르면 불을 끈다.

3. 부추를 넣어 살짝 섞은 뒤 그릇에 옮겨 담는다. 취향에 따라 달걀을 넣고 먹기 좋은 정도로 익혀도 맛있게 먹을 수 있다.

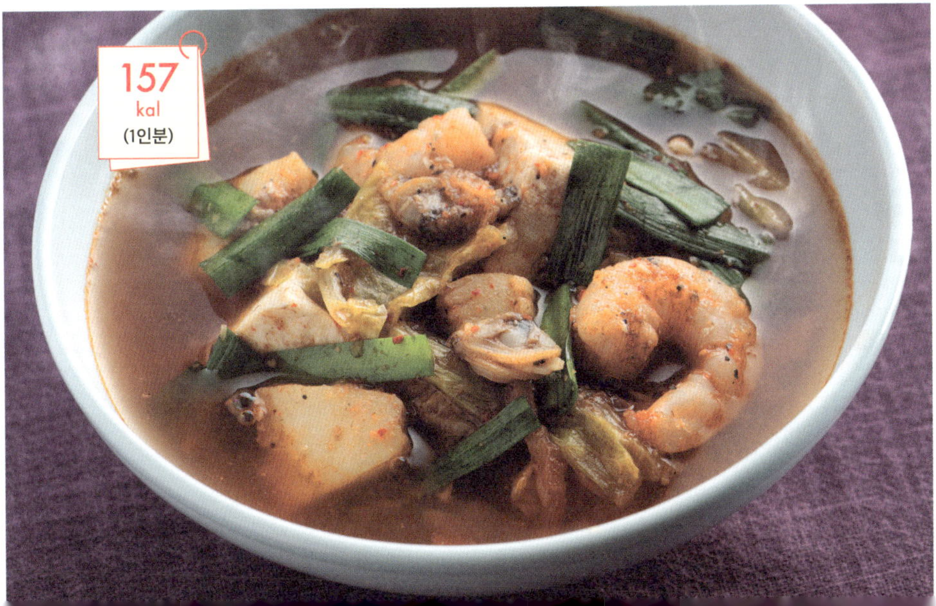

이래서 좋다!

한국 요리인 순두부찌개는 풍부한 단백질과 칼슘, 마그네슘, 철분, 비타민B군 등 비타민 및 무기질이 함유된 두부를 매콤한 국물과 함께 먹을 수 있다.

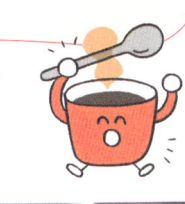

고단백 두부를 매콤한 국물과 함께!

순두부찌개풍 수프

157 kal (1인분)

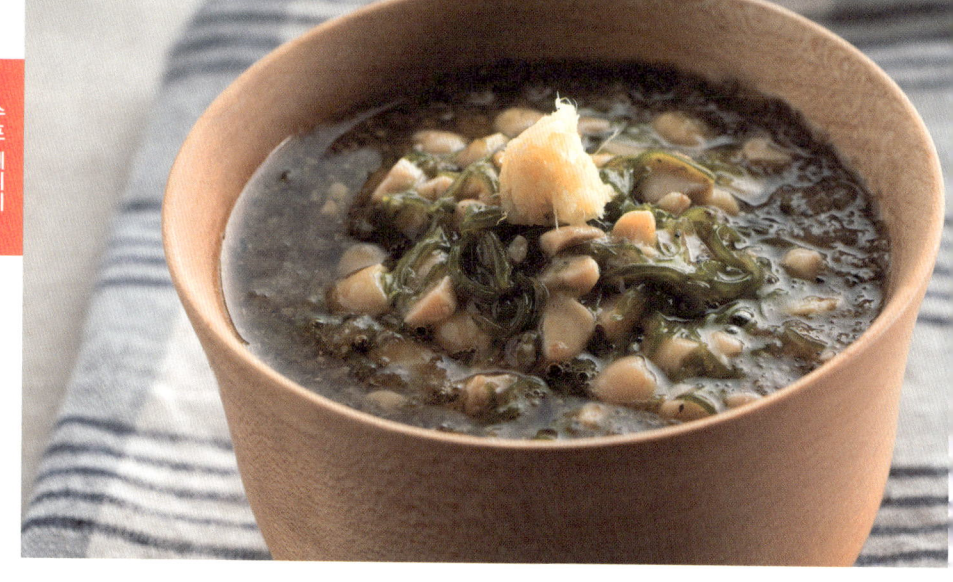

장내 환경을 개선하여 단시간에 장을 회복시키는 수프
미역귀 나토 수프

103 kal (1인분)

재료 (2인분)

지방을 빼내는 수프스톡 … 2개
미역귀 … 40g
나토 … 1팩
물 … 1과 1/2컵
간 생강 … 2작은 술

만드는 법

1. 냄비에 물을 넣어 끓인 뒤 지방을 빼내는 수프스톡과 미역귀, 나토를 넣고 전체적으로 어우러지면 완성이다.

2. 그릇에 담고 간 생강을 곁들인다.

 이래서 좋다!

지방을 빼내는 수프스톡을 넣은 수프에 미역귀와 나토를 넣어 가볍게 데우면 완성이다. 유익균의 먹이가 되는 식이섬유가 듬뿍 들어있는 미역귀와 유익균인 나토균이 장내 환경을 개선한다.

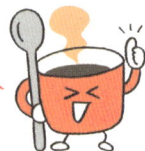

수프 레시피

재료 (2인분)

- 버섯류(새송이나 만가닥 버섯 사용)…100g
- 닭다리살(껍질 제외)…80g
- 당근…1/3개
- 물…1/2컵
- 아몬드…10g
- 간 생강…1작은술
- 미소된장…2작은술
- 지방을 빼내는 수프스톡…1개
- 두유…3/4컵
- 파슬리·후추…적당량

만드는 법

1. 버섯류는 꼭지를 떼고 먹기 좋은 크기로 자른다. 닭다리살은 작은 한입 크기로 자르고 당근은 5mm 간격으로 둥글게 썬다.

2. 냄비에 물과 버섯, 당근, 아몬드, 간 생강을 넣고 한소끔 끓으면 닭다리살을 넣어 뚜껑을 덮은 채 속이 익을 때까지 끓인다.

3. 미소된장과 지방을 빼내는 수프스톡을 넣은 다음 두유를 넣고 한소끔 끓어오르면 완성이다. 그릇에 옮겨 담고 취향껏 파슬리와 후추를 뿌린다.

버섯의 식이섬유로 원활하게 지방을 배출하는
버섯 두유 미소된장 수프

이래서 좋다!
콜레스테롤은 들어있지 않은 저지방 고단백 식품인 두유에 풍부한 식이섬유가 들어있는 버섯을 넣었다. 버섯에 함유된 식이섬유가 장내 지방 흡수를 억제하여 혈중 콜레스테롤 및 중성지방의 수치를 낮춰준다.

188 kcal (1인분)

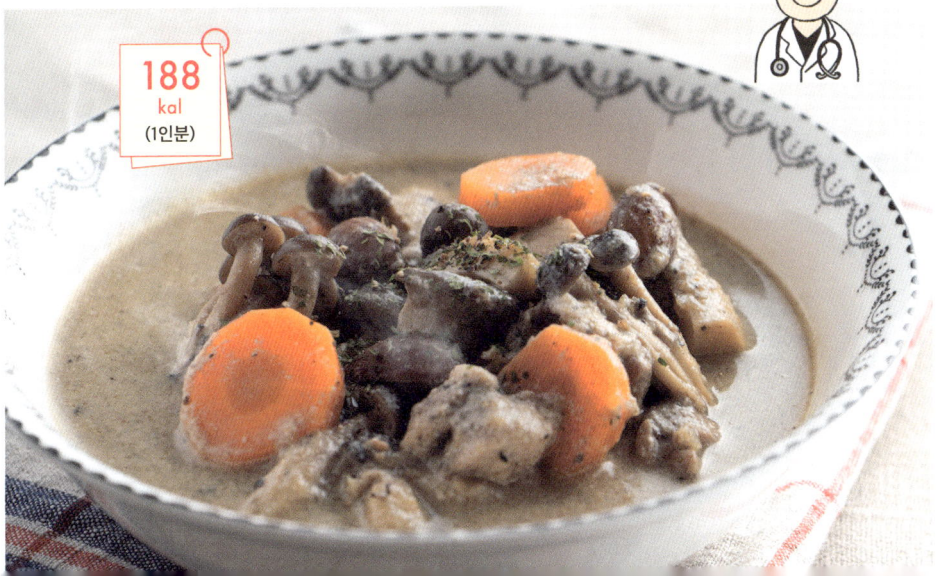

수프 레시피

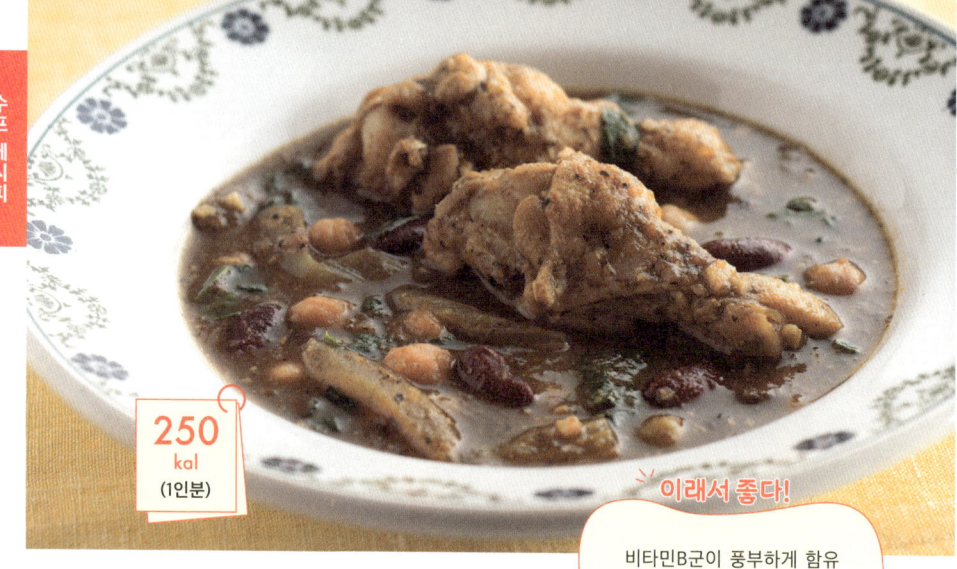

250 kal (1인분)

이래서 좋다!

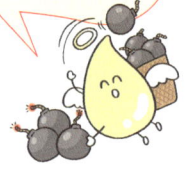

비타민B군이 풍부하게 함유된 우수 단백질원인 닭봉과 식물성 단백질이 듬뿍 함유된 콩 카레 수프이다. 신진대사를 원활하게 만드는 카레 가루가 지방이 기승을 부리는 것을 방지한다.

부족하기 쉬운 단백질 보충에 좋은
콩 카레 수프

재료 (2인분)

마늘 … 2알
셀러리 … 1/2개(50g)
엑스트라버진 올리브오일
 (일반 올리브오일도 OK)
  … 2작은술
닭봉 … 4개
카레 가루 … 1작은술
물 … 1과 1/2컵
콩 통조림 … 50g
지방을 빼내는 수프스톡
  … 2개

만드는 법

1. 마늘은 잘게 다지고, 셀러리는 질긴 껍질을 벗겨 2cm 너비로 어슷썰기를 한다.

2. 냄비에 엑스트라버진 올리브오일과 마늘을 넣어 볶는다. 마늘 향이 나기 시작하면 닭봉을 넣어 노릇해질 때까지 굽다가 카레 가루와 셀러리를 더해 같이 볶는다.

3. 물과 통조림 콩을 넣어 한소끔 끓이고 뚜껑을 덮은 채 16분 정도 졸인 뒤, 지방을 빼내는 수프스톡을 넣어 골고루 섞는다. 채 친 셀러리 잎을 올리면 보기에도 먹음직스러운 요리가 완성된다.

수프 레시피

재료 (2인분)

- 연어 … 2조각
- 잎새버섯 … 70g
- 대파 … 1/2개
- 엑스트라버진 올리브오일
  (일반 올리브오일도 OK)
  … 1작은술
- 물 … 1과 1/2컵
- 술지게미 … 30g
- 지방을 빼내는 수프스톡
  … 1개
- 미소된장 … 1작은술
- 쪽파 … 적당량

만드는 법

1. 연어는 한입 크기로 자르고 잎새버섯은 먹기 좋은 크기로 뗀다. 대파는 3cm 길이로 자른다.

2. 냄비에 엑스트라버진 올리브오일을 넣고 파를 구워 노릇노릇해지면 잎새버섯과 물을 넣어 한소끔 끓인다. 손으로 술지게미를 뜯어서 넣고 연어를 넣은 뒤에 5분 더 끓인다.

3. 지방을 빼내는 수프스톡과 미소된장을 넣고 잘 푼 뒤 그릇에 담는다. 취향껏 쪽파를 곁들인다.

장내 환경을 개선하며 항산화력도 늘리는
연어와 버섯을 넣은 술지게미 수프

이래서 좋다!

술을 빚는 과정에서 생기는 술지게미의 유산균이 유익균을 늘려서 장내 환경을 개선한다. 연어의 붉은 색소를 내는 아스타잔틴과 버섯에 함유된 항산화 물질은 나쁜 지방이 기승을 부리는 것을 방지한다.

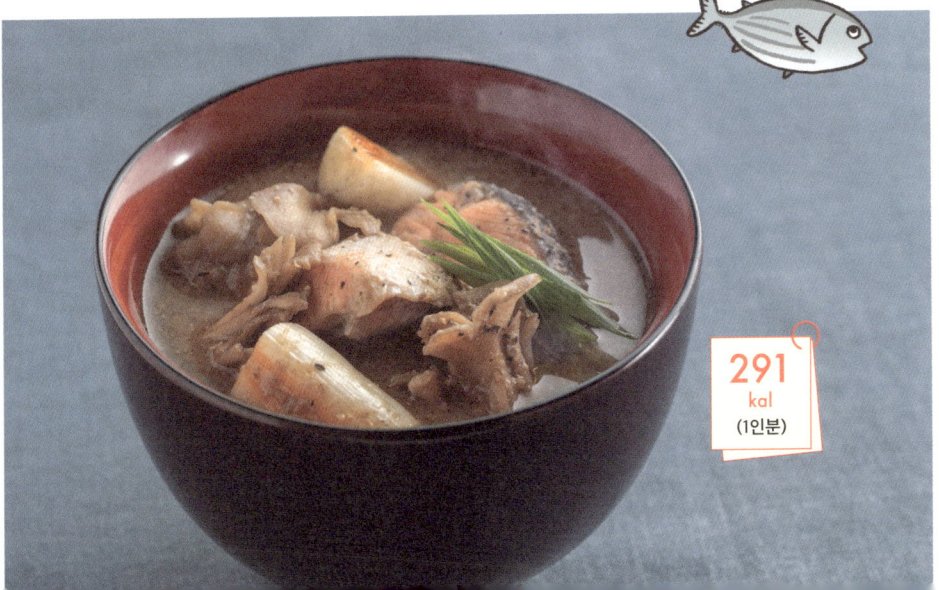

291 kal (1인분)

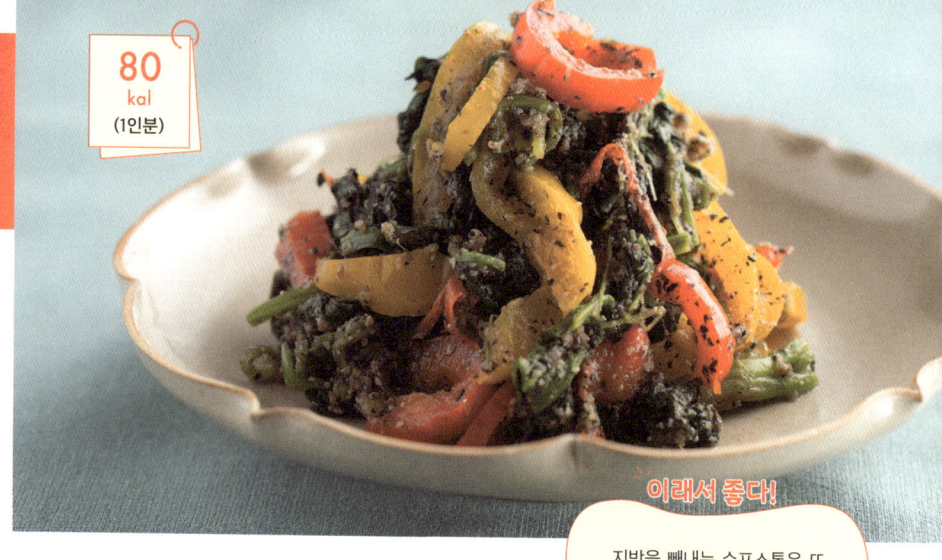

80 kal (1인분)

간장, 맛술 없이 수프스톡으로 만드는 무침 요리
삼색 채소 검은깨 무침

이래서 좋다!
지방을 빼내는 수프스톡은 뜨거운 물을 넣어 마시는 것 외에 무침 요리에도 이용할 수 있다. 수프스톡과 검은깨, 설탕을 섞기만 하면, 간장과 맛술 없이도 감칠맛과 영양이 가득한 무침 요리가 완성된다.

재료 (2인분)

- 시금치 … 100g
- 파프리카(노랑, 빨강) … 각 1/2개
- 지방을 빼내는 수프스톡 … 1개
- 검은깨 … 1큰술
- 설탕 … 1/2작은술

만드는 법

1. 시금치는 뿌리를 제거하고 3cm 길이, 파프리카는 5mm 너비로 자른다.

2. 내열 용기에 파프리카와 시금치 순으로 올린 뒤 랩을 살짝 씌워, 전자레인지로 3~4분 정도 가열한다. 전체적으로 풀이 죽으면 잠시 식힌 뒤에 꼭 짜서 물기를 뺀다.

3. 지방을 빼내는 수프스톡을 전자레인지로 해동(600W 30초)하고 검은깨와 설탕을 넣어 섞은 뒤 2를 무친다.

사이드 메뉴 레시피

재료 (2인분)

호두 … 30g
지방을 빼내는
　수프스톡 … 1개
미소된장 … 1작은술
설탕 … 1/2큰술
검은깨 가루 … 1큰술
튀긴 두부 … 200g
엑스트라버진 올리브오일
　(일반 올리브오일도 OK)
　… 1큰술
간 생강 … 1/2작은술
쪽파 … 적당량

만드는 법

1. 호두는 비닐에 넣어 방망이 등을 이용해 부순다(절구 이용도 OK).

2. 전자레인지로 해동(600W 30초)한 지방을 빼내는 수프스톡과 미소된장, 설탕, 검은깨 가루와 함께 **1**을 섞는다.

3. 튀긴 두부는 먹기 좋은 크기로 썰어 엑스트라버진 올리브오일을 두른 프라이팬에 표면이 바삭해지도록 양면을 다시 굽는다. 그릇에 옮겨 담고 **2**를 올린다. 간 생강과 쪽파를 곁들인다.

※ 튀긴 두부: 시판용 튀긴 두부를 쓰거나, 직접 만들면 된다. 두부를 키친타월에 싸서 접시 등 무거운 것으로 눌러 30분 이상 물기를 뺀 뒤, 170℃ 정도의 기름에 양면을 각각 5분씩 노릇한 색이 날 때까지 튀긴다.

이래서 좋다!

두부보다 2배 많은 단백질을 섭취할 수 있는 튀긴 두부에 지방을 빼내는 수프스톡을 넣어 만든 양념을 올리면 완성이다. 튀긴 두부의 바삭한 식감을 즐길 수 있는 요리이다.

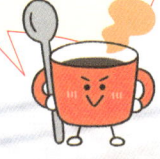

**영양 만점인 튀긴 두부와 호두,
검은깨 된장으로
나쁜 지방을 깨끗이 빼내는**

호두와 검은깨,
미소된장을 올린 튀긴 두부

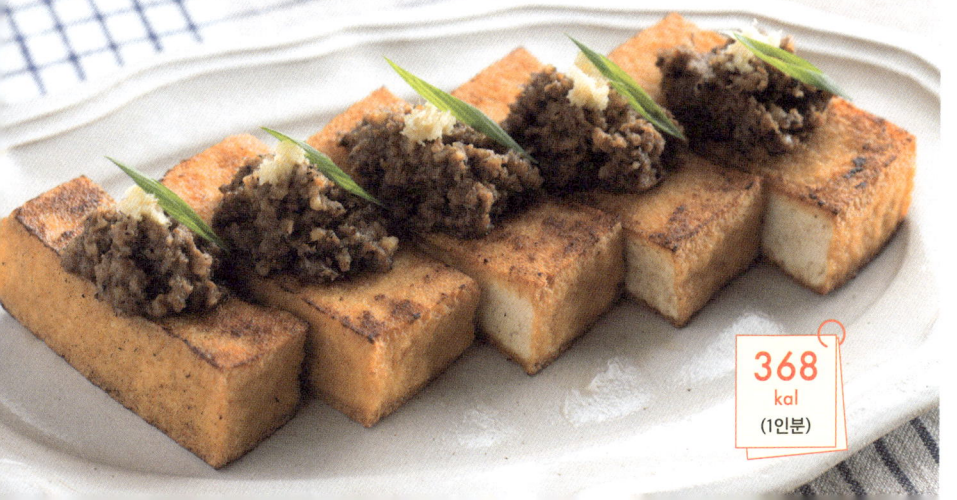

368 kal (1인분)

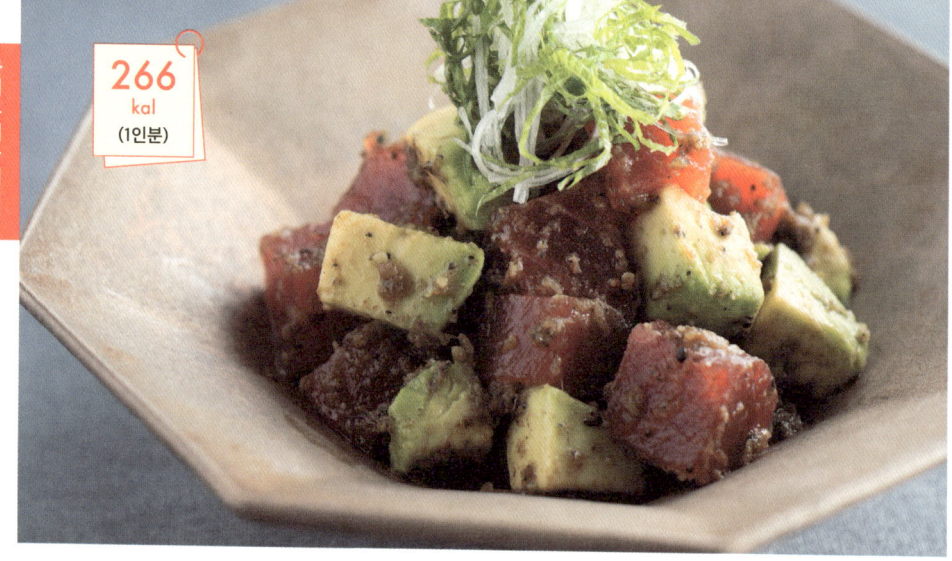

266 kcal (1인분)

참치와 수프스톡에 함유된
오메가3 지방산을 듬뿍 섭취할 수 있는

참치 아보카도 무침

재료 (2인분)

참치 … 100g
아보카도 … 1개
대파 … 3cm
차조기 잎 … 2장
맛술 … 1과 1/2큰술
지방을 빼내는 수프스톡 … 1개

만드는 법

1. 참치와 아보카도는 1cm 폭으로 깍둑썬다. 대파는 흰 부분만을 사용하여 가늘게 채 썰고 차조기 잎도 채를 썬다.

2. 맛술을 내열 용기에 넣고 1분 가열하여 알코올을 날리고, 전자레인지로 해동(600W 30초)한 지방을 빼내는 수프스톡과 섞어서 양념을 만든다(양념이 따뜻한 경우에는 냉장고에서 식힌다). 참치와 아보카도를 양념에 살짝 버무린다.

3. 그릇에 담고 채 썬 대파의 흰 부분과 차조기 잎을 함께 곁들인다.

이래서 좋다!

근육을 만드는 데 필요한 양질의 단백질이 함유된 참치에는 오메가3 지방산은 물론, 비타민과 무기질도 듬뿍 들어있다. 아보카도에 함유된 오메가3 지방산과 함께 지방을 깨끗이 빼내는 데 효과적이다.

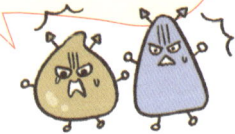

재료 (2인분)

- 참마 … 130g
- 달걀 … 2개
- 가루치즈 … 2큰술
- 지방을 빼내는 수프스톡 … 1개
- 마요네즈·후추·파래 가루 … 적당량

만드는 법

1. 참마는 껍질을 벗겨 강판에 갈고, 달걀 1개와 달걀흰자 1개, 가루치즈, 전자레인지로 해동(600W 30초)한 지방을 빼내는 수프스톡을 넣어 잘 섞는다.
2. **1**을 내열 용기에 담고 오븐 등으로 취향에 맞는 굽기 정도에 맞춰 5~10분 정도 굽는다.
3. 마요네즈를 뿌리고 한 가운데에 남겨둔 노른자를 올리면 완성이다. 후추나 파래 가루를 뿌려도 좋다.

사이드 메뉴 레시피

이래서 좋다!

수프 육수의 감칠맛을 즐길 수 있는 요리이다. 아연, 칼륨, 철분 등의 무기질이 풍부하게 함유된 참마에는 위 점막을 보호하는 점액 성분이 들어있어, 위 상태가 좋지 않아 식욕이 없을 때라도 먹기 좋다.

담백한 맛에 위에도 부담 없는 마의 힘!
마 구이

202 kal (1인분)

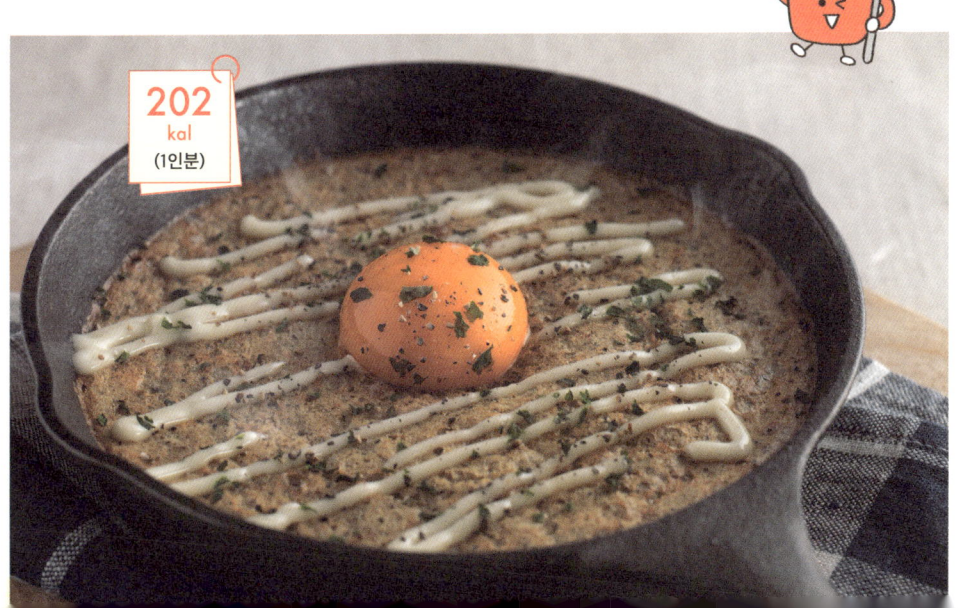

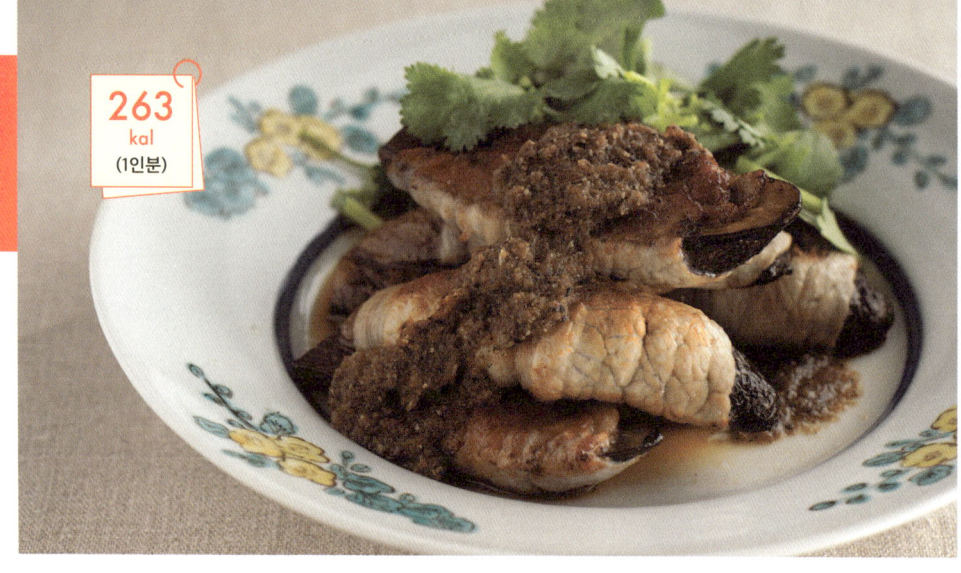

263 kal (1인분)

사이드 메뉴 레시피

궁합이 좋은 돼지고기와 가지를 이용해
피로하지 않은 몸을 만드는

가지와
돼지고기 롤 구이

이래서 좋다!

가지와 돼지고기는 구이, 볶음, 찜, 조림 등 다양한 요리에서 궁합을 뽐낸다. 수프스톡을 이용한 이번 요리에서도 물론 궁합이 좋다. 항산화 효과가 뛰어난 가지 껍질 색소 성분인 나스닌(폴리페놀의 일종)을 섭취할 수 있는 것도 장점이다.

재료 (2인분)

가지 … 3개
돼지고기 샤브샤브용 … 120g
고수 … 4줄기
지방을 빼내는 수프스톡 … 1개
A
　식초 … 1큰술
　간장·설탕 … 각 1작은술
　간 생강 … 1작은술
엑스트라버진 올리브오일
　(일반 올리브오일도 OK)
　… 1큰술

만드는 법

1. 세로로 가른 가지에 돼지고기를 놓고 둥글게 만다. 고수는 1cm 길이로 자른다.

2. 전자레인지로 해동(600W 30초)한 지방을 빼내는 수프스톡과 A를 섞어 양념을 만든다.

3. 프라이팬에 엑스트라버진 올리브오일을 두르고 팬이 달궈지면 돼지고기가 말린 끝부분을 아래로 해서 굽는다. 먼저 양면을 노릇하게 구운 뒤 뚜껑을 덮어서 약불로 찌듯이 구워 익힌다. 그릇에 담고 고수를 올린 뒤 양념을 두른다.

사이드 메뉴 레시피

재료 (2인분)

돼지고기 … 150g
양파 … 1/2개
지방을 빼내는 수프스톡 … 2개
A
　간 생강 … 30g
　맛술 … 2큰술
　청주 … 2큰술
　간장 … 1작은술
　식초 … 1큰술
엑스트라버진 올리브오일
　(일반 올리브오일도 OK)
　… 1큰술
양배추·토마토 … 적당량

만드는 법

1. 돼지고기는 힘줄에 칼집을 낸다. 양파는 1cm 폭으로 썬다.

2. 전자레인지로 해동(600W 1분)한 지방을 빼내는 수프스톡과 A를 잘 섞어서 돼지고기에 양념하고 30분 정도 재운다.

3. 프라이팬에 엑스트라버진 올리브오일을 넣어 달군 뒤 양파를 볶다가 반쯤 투명해지면 한쪽으로 밀어 놓는다. 2의 양념을 따로 남겨두고 돼지고기만 넣어 양면이 노릇해질 때까지 굽다가 남겨둔 양념을 넣고 함께 볶으면서 졸인다. 그릇에 옮겨 담고 채 썬 양배추와 토마토를 곁들인다.

사과식초로 맛있게 단백질을 섭취할 수 있는
돼지고기 생강구이

이래서 좋다!
사과식초에 함유된 초산은 지방을 빼낼 뿐 아니라 고기의 섬유를 부드럽게 만들어 맛을 좋게 한다. 수프스톡에 들어있는 사과식초와 양념에 사용된 식초로 부드러운 고기 요리가 완성된다.

391 kal (1인분)

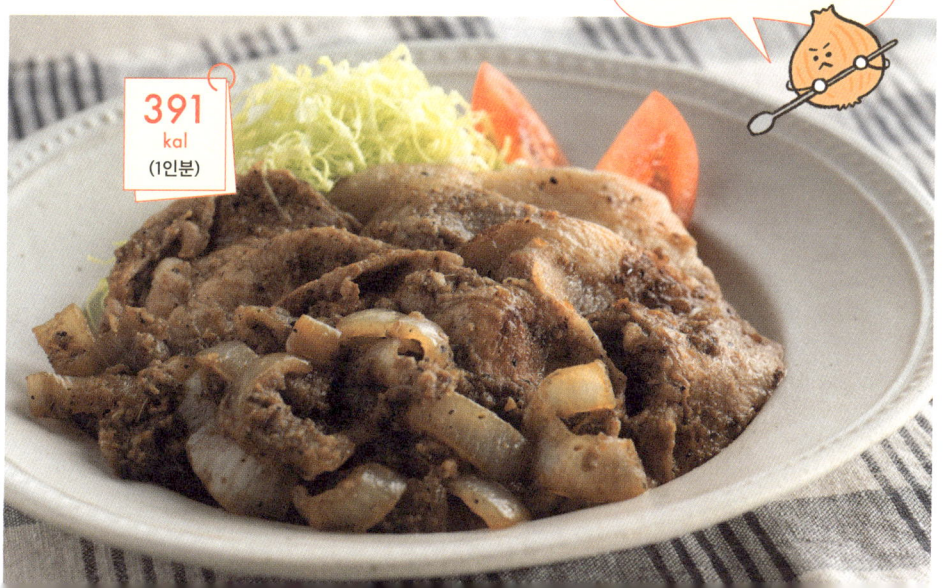

677 kal (1인분)

지방을 빼내는 식재료를 올려
섞기만 하면 완성되는 즉석 면 요리

대만풍 마제면

이래서 좋다!

중화면 위에 전자레인지를 이용하여 만든 고기 양념, 가늘게 채 썬 대파, 땅콩 분태, 가다랑어 가루, 달걀노른자 등을 올려서 쓱쓱 비빈다. 감칠맛과 풍미를 즐길 수 있는 건강한 즉석 면 요리 완성이다.

재료 (2인분)

A
 돼지 다짐육 … 100g
 설탕 … 1/3작은술
 두반장 … 1작은술
 굴소스 … 1/2큰술
지방을 빼내는 수프스톡 … 1개
부추 … 3줄기
대파 … 40g
땅콩 … 20g
중화면 … 2봉지

B
 엑스트라버진 올리브오일
  (일반 올리브오일도 OK)
  … 1과 1/2큰술
 치킨스톡 … 1작은술
 검은깨 가루 … 1큰술
가다랑어 가루 … 2작은술
달걀노른자 … 2개
사과식초·초피가루 … 적당량

만드는 법

1 내열 용기에 A를 넣어 살짝 섞은 뒤, 지방을 빼내는 수프스톡을 위에 올리고 랩을 씌워 전자레인지로 3분간 가열한다. 한번 꺼내서 잘 섞은 뒤 다시 전자레인지에 넣어 3분간 가열하여 고기 양념을 만들어 놓는다.

2 부추는 5mm 폭으로 자르고, 대파는 둥글게 채 썰고, 땅콩은 부수어 분태를 만든다.

3 중화면을 삶아 물기를 뺀 뒤 B를 넣고 버무려 그릇에 담는다. 1의 고기 양념과 2의 재료와 가다랑어 가루, 달걀노른자를 그 위에 올린다. 먹을 때는 고루 섞어서 비벼 먹는다. 취향에 따라 사과식초나 초피가루를 뿌려 먹어도 좋다.

메인 메뉴 레시피

재료 (2인분)

말린 표고버섯 … 1개
물 … 1과 1/2컵
대파 … 40g
달걀 … 4개
소금·후추 … 약간

A
　지방을 빼내는 수프스톡 … 2개
　굴소스 … 1큰술
　설탕 … 2작은술
　치킨스톡 … 1작은술
　청주 … 1큰술

B
　녹말가루 … 1과1/2큰술
　물 … 3큰술

사과식초 … 1작은술
엑스트라버진 올리브오일
　(일반 올리브오일도 OK)
　　… 2큰술
밥 … 340g
대파 흰 부분(생략 가능) … 적당량

만드는 법

1. 말린 표고버섯은 분량의 물에 넣어 불리고 물기를 짠 뒤 굵게 다진다. 표고버섯을 불린 물은 버리지 않고 따로 둔다.

2. 대파를 다져서 1의 표고버섯과 달걀, 소금과 후추를 넣고 잘 섞어 달걀물을 만든다.

3. 냄비에 표고버섯 불린 물과 A를 넣어 한소끔 끓인 뒤, B를 섞어 만든 전분물을 조금씩 넣어서 걸쭉해지면 불을 끄고 사과식초를 뿌린다.

4. 작은 크기의 프라이팬에 엑스트라버진 올리브오일 분량의 반을 넣어 달군 뒤 2의 달걀물의 절반 정도를 넣어서 크게 한 번 섞고, 달걀물 테두리가 둥글게 되도록 다듬으며 굽는다. 밥의 절반 분량을 그릇에 둥근 모양으로 담고 그 위에 익힌 달걀물을 뒤집어 올린 뒤 3의 소스를 끼얹는다. 똑같은 과정을 한 번 더 반복해 1인분을 더 만든다. 냉장고에 있다면 대파의 흰 부분을 채 쳐서 올린다. 취향에 따라 사과식초를 뿌려 먹어도 좋다.

이래서 좋다!

밥에 폭신폭신한 달걀을 올리고, 지방을 빼내는 수프스톡으로 만든 영양 만점 소스를 끼얹어 만든 중화풍 계란덮밥이다. 소스를 만드는 마지막 단계에서 사과식초를 뿌리면 지방을 빼내는 효과를 더욱 크게 볼 수 있다.

마지막 단계에 넣는 사과식초가 포인트!

중화풍 달걀덮밥

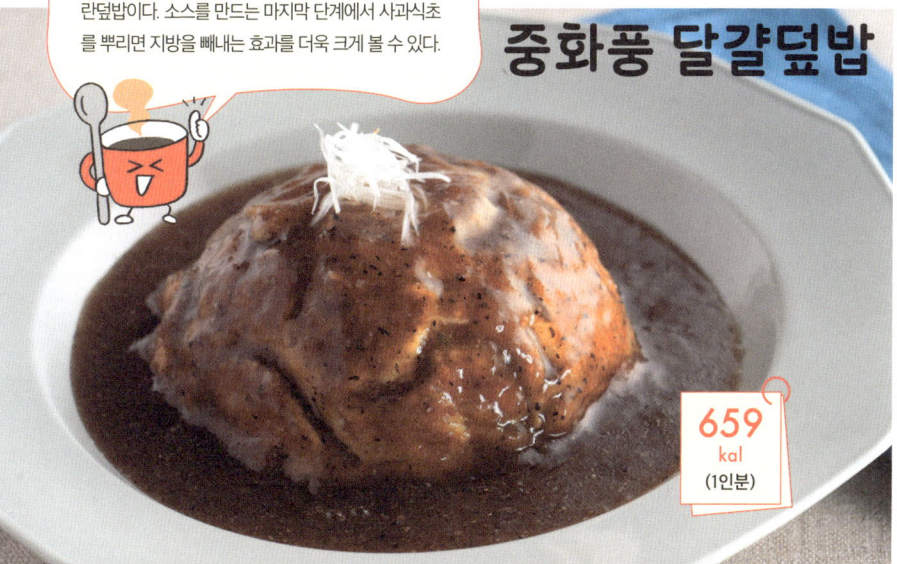

659 kal (1인분)

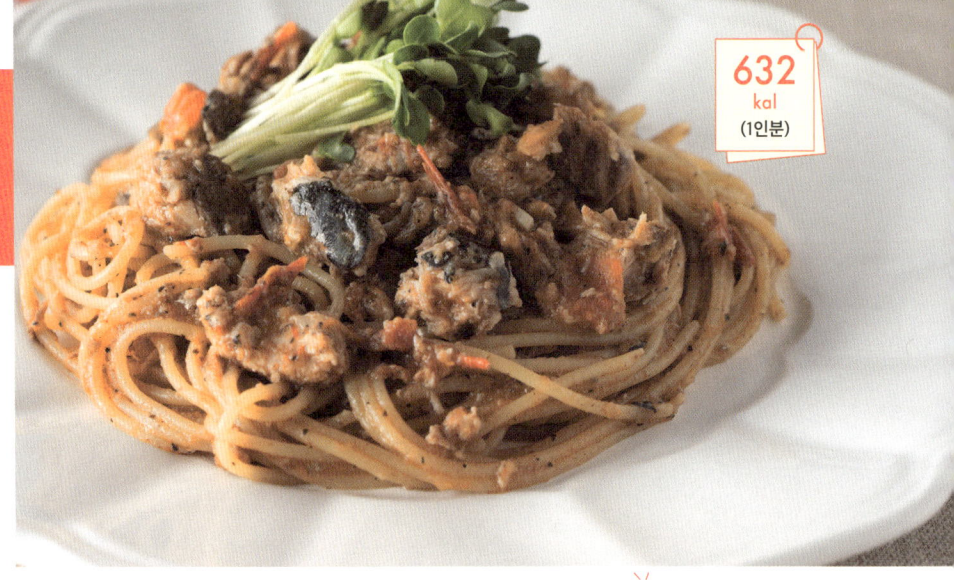

메인 메뉴 레시피

고등어와 토마토로 동맥경화를 예방하는
고등어 토마토 파스타

재료 (2인분)

토마토 … 1개
마늘 … 30g
엑스트라버진 올리브오일
　(일반 올리브오일도 OK)
　… 2큰술
고등어 통조림 … 150g
통조림 국물 … 2큰술
화이트와인 … 2큰술
지방을 빼내는 수프스톡 … 2개
후추 … 약간
스파게티면 … 160g
무순 … 1/2팩

만드는 법

1. 토마토는 1~2cm 크기로 깍둑썰고, 마늘은 잘게 다진다.

2. 프라이팬에 엑스트라버진 올리브오일과 다진 마늘을 넣어 볶다가 마늘 향이 나면 통조림 국물과 고등어, 토마토, 화이트와인, 전자레인지로 해동(600W 1분)한 지방을 빼내는 수프스톡을 넣고 함께 볶은 뒤 뚜껑을 덮어 중약불에서 가끔 뒤적이며 10분 정도 끓인다.

3. 스파게티면을 삶아서 2에 넣고 섞은 뒤 후추를 뿌리고 그릇에 담는다. 무순을 듬뿍 올리고, 취향껏 엑스트라버진 올리브오일(분량 외)을 추가로 뿌려 먹어도 좋다.

632 kal (1인분)

이래서 좋다!
EPA·DHA가 듬뿍 들어있는 고등어 통조림과 토마토를 이용해 만드는 파스타 요리이다. 토마토에 함유된 리코핀의 항산화 효과는 베타카로틴의 2배, 비타민의 100배 이상이다. 거기에 토마토의 에스큘레오시드A가 동맥경화를 예방한다.

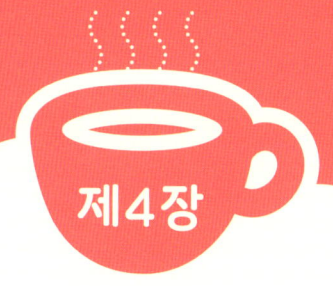

제4장

나쁜 지방 해독 수프를 맛있고 건강하게 마시려면

수프를 계속 맛있게 드시고 싶은 분들이 궁금해할 만한 점들에 관해 이야기한다.

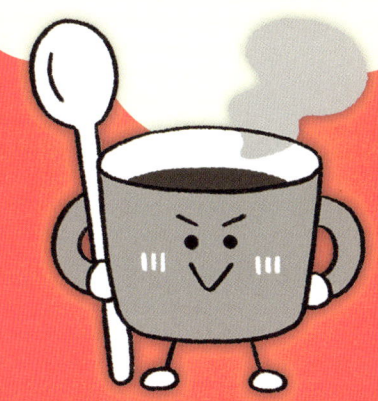

Q1 전자레인지로 가열해도 영양 손실이 없을까?

A1 짧은 시간 가열은 문제가 되지 않는다.

일반적으로 요리 시간을 단축하기 좋은 전자레인지 가열은 열에 의한 비타민이나 무기질 등의 손실이 적은 편이며, 600W에서 1분 30초 정도로 가열할 경우 지방을 빼내는 수프에 함유된 영양가가 손실될 가능성은 매우 낮다고 볼 수 있다. 가열로 인한 올리브오일의 산화가 신경 쓰이는 분도 있을 수 있지만, 일반 식용유보다 열에 강한 데다 볶음 요리를 할 정도의 온도로 산화되는 일은 거의 없으므로, 전자레인지 가열로 인해 산화하지는 않는다고 볼 수 있다. 그리고 사과식초에 함유된 초산도 열에 강하므로 가열로 인해 파괴되지 않는다.

그러나 바쁘지 않은 때라면 냉장 해동한 뒤 뜨거운 물을 넣어 마시는 방법을 추천한다. 다만 위생상 문제가 될 수 있으므로 상온에서의 해동은 되도록 하지 않는 것이 좋다. 영양 측면에서는 변화가 생기지는 않지만, 육수로도 사용할 수 있는 지방을 빼내는 수프의 풍미와 향을 제대로 느끼려면 냉장 해동을 하는 편이 좋다.

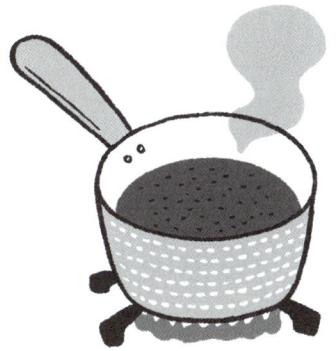

지나친 가열은 NG

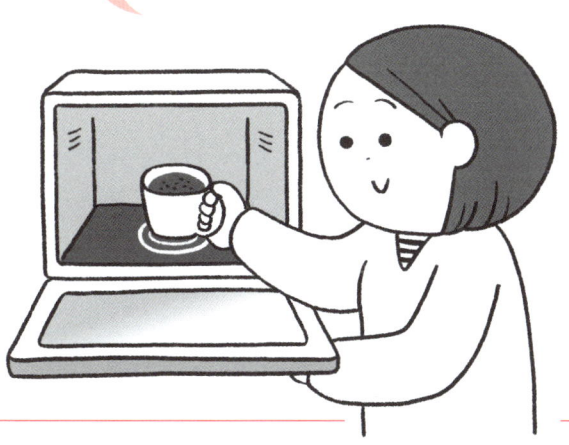

600W 기준 약 1분 30초!

Q2 간 생강은 튜브형 제품을 써도 괜찮을까?

A2 튜브형 제품을 사용할 때는 후추나 시치미를 첨가하면 독특한 냄새를 잡을 수 있다.

튜브형 제품에도 간(다진) 생강처럼 나쁜 지방을 빼내는 주성분인 쇼가올이 함유되어 있으므로 수프의 효과가 저하되지는 않는다.

그러나 튜브형 제품의 맛과 향은 직접 생강을 간 것에 미치지 못하고, 보존을 위한 첨가물이 들어있다. 또 튜브형 제품만의 독특한 냄새를 선호하지 않는 분도 있을 수 있다. 특유의 냄새가 문제라면, 완성된 수프에 후추나 시치미(고춧가루, 검은깨, 산초, 진피 등 일곱 가지 재료를 넣은 일본의 향신료-옮긴이) 등의 향신료를 세 번 정도 톡톡 뿌리는 것을 추천한다.

Q3 사과식초 특유의 자극적인 냄새를 어떻게 해야 줄일 수 있을까?

A3 전자레인지나 냄비에 넣어 가열하면 사과식초의 자극적인 냄새는 사라진다.

식초의 시큼한 냄새는 사과식초의 주성분인 초산에 의한 것이다. 사과식초뿐 아니라 발사믹식초나 흑초 등의 자극적인 냄새도 초산의 강한 산 성분에서 나오는 것으로, 꺼리는 분도 있을 수 있다.

시큼한 냄새가 싫은 분들은 전자레인지나 냄비에 넣어 열을 가해 그 냄새를 없앨 수 있다. 냄새가 약해지더라도 영양이 손실되지는 않으므로 안심해도 된다.

단, 식초 냄새가 싫다고 해서 수프가 팔팔 끓을 때까지 지나치게 데우면 영양 손실의 가능성이 있으므로 조심하는 것이 좋다.

Q4 양파를 가는 것이 귀찮을 때는 어떻게 해야 할까?

A4 다져도 괜찮다.

평소 요리를 한다면 양파를 강판에 갈기보다 다지는 편이 쉽고 빠를 수 있다. 양파는 다져서 사용해도 괜찮다. 요즘은 채소를 다지는 수동식 기계(만능다지기)도 있으니, 이를 사용하는 것도 좋다.

그러나 되도록 잘게 다지는 것을 추천한다. 양파에는 혈전 생성을 방지하는 알리신 성분이 들어있는데, 이는 잘게 자르면 자를수록 증가하는 것으로 알려져 있다. 그리고 맛의 측면에서 생각해도 큰 조각으로는 양파의 매운맛을 느끼기 쉽다. 그러므로 채소 다지기를 사용하다 생기는 큰 조각은 따로 꺼내서 칼로 잘게 다지는 것이 좋다. 또 하나 조심해야 하는 것은 간 양파든 다진 양파든 즉시 다른 재료와 섞는 것이다. 시간을 두면 쓴맛이 나오기 때문이다.

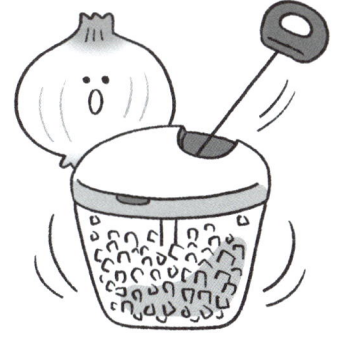

손잡이를 당기기만 하면 채소가 다져지는 만능다지기를 사용해도 좋지만, 다지다가 남는 큰 조각은 칼을 이용해서 잘게 자르자.

양파 가는 법

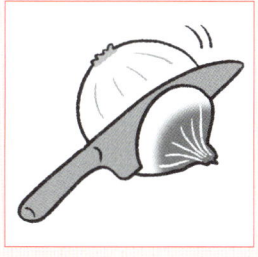

1 양파의 꼭지 부분은 잘라버리고 껍질을 벗긴다. 뿌리 부분은 남겨둔다.

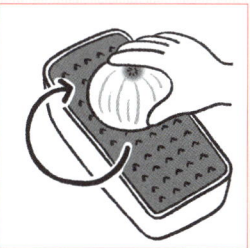

2 잘라 낸 면을 강판에 대고 뿌리 부분을 잡은 채 원을 그리듯 간다.

요리 tip 뿌리 부분을 남겨두면 양파가 제각각 흩어지지 않으므로 갈기 수월하다. 양파를 갈기 전에 냉장고에 넣어 차갑게 만들면 눈물을 흘리지 않고 갈 수 있다.

Q5 말차가 들어간 가루녹차밖에 없다면 어떻게 해야 할까?

A5 말차에도 카테킨이 함유되어 있으므로 말차가 들어간 가루녹차를 넣어도 괜찮다.

가루녹차에 말차가 들어가는 경우는 종종 있다. 가까운 식료품점에서는 말차가 들어간 제품밖에 없는 경우도 있을 수 있다.

녹차 성분의 포인트는 카테킨인데, ‘전차’라고 하는 녹차의 찻잎으로 만들어진 말차에도 카테킨이 함유되어 있으므로 지방을 빼내는 수프에 말차가 들어간 가루녹차를 사용해도 영양 면에서의 문제는 없다.

원래 녹차에 말차를 섞는 것은 풍미와 색, 향을 강화하기 위함이다. 말차는 녹차에 비해서 맛이 진하고 향이 강한 것이 특징이다. 수프 요리에 넣으면 말차의 선명한 색은 즐길 수 없지만, 지방을 빼내는 효과에는 차이가 없다.

Q6 다양한 종류의 사과식초 중 무엇을 사용해야 할까?

A6 성분 표시를 확인해서 감미료가 들어가지 않은 것을 고르자.

사과식초는 원료나 가공 방법에 따라 크게 3가지 타입으로 분류된다.

- **순수 사과식초** …사과의 과즙과 과육만으로 만든 식초
- **조미 사과식초** …사과 과즙에 알코올을 첨가하여 만든 식초
- **사과식초 음료수** …그대로 마실 수 있게 만든 청량음료

추천할 만한 것은 사과만 넣어 만든 순수 사과식초이다. 조미 사과식초와 구분하려면 성분 표시를 확인하면 되는데, 원재료 표시에 '사과' 또는 '사과 과즙'이라고만 쓰인 것을 찾으면 쉽게 할 수 있다. 수프에 조미 사과식초를 사용해도 되지만, 감미료가 들어가면 불필요한 당분이나 그 밖의 다른 것까지 섭취하게 되므로 삼가는 편이 좋다.

Q7 염분 섭취를 제한하고 있는데, 수프를 먹어도 괜찮을까?

A7 염분 섭취를 제한하고 있더라도 하루 한 잔의 수프 섭취는 문제가 되지 않는다.

지방을 빼내는 수프 한 잔에 함유된 소금은 1.1g이며 이것은 일반적인 미소된장국의 염분과 비슷한 정도이다.

일본 후생노동성이 권장하는 하루 염분 섭취량은 남성 7.5g 미만, 여성 6.5g 미만이므로 하루 한 잔으로는 전혀 문제가 되지 않으며, 매 끼니 마셔도 권장 염분 섭취량을 초과하지 않는다. 세계보건기구(WHO) 기준으로는 하루 5g 이하, 한국인 영양소 섭취 기준으로는 하루 3.8~5.8g이 권장된다.

그러나 수프를 마시면서 된장국 같은 국물 요리를 마셔서는 안 된다. 매 끼니 수프를 마시는 경우라면, 수프를 국 대용으로 마셔야 한다. 그리고 고혈압이나 신장 질환을 치료하는 중이라면 담당의와 사전에 상담한 뒤 마시는 것이 좋겠다.

한 번에 며칠 분량을 만들어 놓는 것이 좋을까?

 2주 분량이 적당하다.

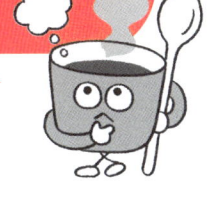

지방을 빼내는 수프의 장점 중 하나는 냉동 보관한 수프 스톡에 따뜻한 물을 붓기만 하면 언제든 쉽게 마실 수 있다는 점이다.

그 간편함을 활용해 한 달 치 분량을 미리 만들어 놓고 싶을 수도 있겠지만, 맛과 영양의 질적 저하를 고려하면 2주 분량 정도까지가 권장할 만하다. 오랜 기간 냉동고에 보관하면 다른 식재료의 냄새가 섞여 풍미가 떨어질 우려도 있기 때문이다.

여기서 주의할 것은 해동을 위해 냉장 칸으로 옮겨 놓고 그대로 방치하는 것이다. 냉장 해동을 했으면 하루 이틀 내에 마시는 것이 좋다. 냉장고를 여닫는 빈도는 우리의 예상보다 훨씬 잦으며, 그때마다 식품의 질적 저하가 발생할 수 있으므로 주의해야 한다.

Q9 맛이 너무 진하거나 싱거울 때는 어떻게 해야 할까?

A9 수프에 넣는 물의 양을 입맛에 맞게 조절하면 된다.

수프에 넣는 물의 양은 기본적으로 100ml인데, <mark>간이 더 싱거우면 좋겠다고 생각한다면 150ml, 진하면 좋겠다고 생각한다면 80ml</mark>를 넣어 마셔도 된다. 물의 양으로는 수프의 효과가 달라지지 않으므로 입맛에 맞게 조절할 수 있다.

지방을 빼내는 수프는 미소된장국처럼 매일 마셔도 질리지 않는 것이 특징인데, 미역이나 파드득나물 등을 조금씩 넣어 먹는 것을 추천한다. 저마다 취향이 있겠지만, 카레 가루를 1/3~1/4작은술 정도 넣으면 평소와는 색다른 맛의 수프를 즐길 수도 있다. 카레 가루는 식욕 촉진 효과도 있으므로, 식욕이 떨어졌을 때 마시기에도 좋다.

수프를 맛있게 마실 수 있는 물의 양

밥이나 빵과 함께 마신다면 조금 걸쭉한 편이 좋다. 농도를 짙게 하면 국물의 감칠맛과 풍미를 더욱 강하게 느낄 수 있다.

권장량 100ml

권장하는 물의 양은 100ml로, 국물의 감칠맛과 풍미, 염분의 균형이 딱 맞게 느껴지는 양이다.

진한 맛이 좋다면 80ml

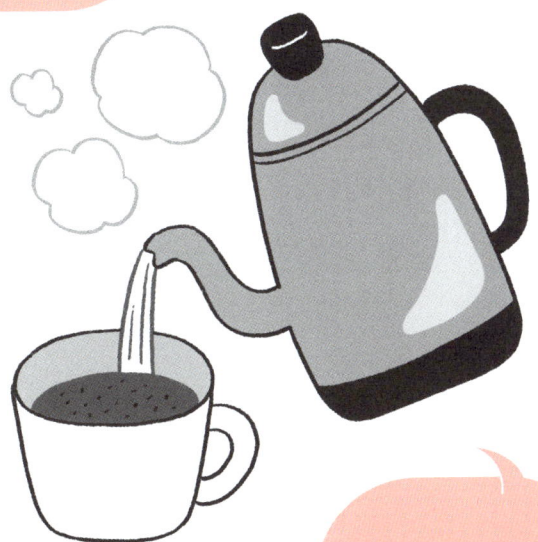

보통 저염 식단을 하는 분에게는 짜게 느껴질 수 있다. 그런 경우에는 물의 양을 늘려도 괜찮다.

싱겁게 먹고 싶다면 150ml

Q10 엑스트라버진 올리브오일 이외의 올리브오일을 사용해도 될까?

A10 버진 올리브오일이나 올리브오일이어도 괜찮다.

엑스트라버진 올리브오일을 구하지 못했거나 가격이 부담스럽다면 버진 올리브오일이나 올리브오일 등급의 것을 사용해도 무방하다.

다만 올리브 열매를 짜서 별도의 화학적 처리 없이 여과만 거쳐 생산하는 버진 올리브오일, 그중에서도 산도 0.8% 이하의 엑스트라버진 올리브오일은 영양가가 가장 높으며, 폴리페놀과 비타민E 등의 항산화 물질도 풍부하게 함유되어 있다.

그렇지만 버진 올리브오일이나 올리브오일에도 올레산 등의 좋은 지방이 충분히 들어 있으므로 마음 놓고 사용해도 된다.

Q11 가다랑어 가루 대신
가다랑어포를 사용해도 괜찮을까?

A11 가다랑어포를
사용해도 괜찮다.

가다랑어포의 원료 역시 가다랑어이므로 나쁜 지방을 빼내는 성분은 똑같다. 수프에 가다랑어 가루를 사용한 이유는 마시기 쉽기 때문이다. 가다랑어포는 마시고 난 뒤 입에 남는 것이 있기 쉬운데, 이것이 불편하게 느껴질 수도 있다.

딱히 그 점이 문제가 되지 않는다면 가다랑어포를 사용하는 것도 괜찮다. 오히려 건더기가 있어서 좋다고 생각할 수도 있다.

가다랑어포가 괜찮다면, 두 종류 이상의 생선을 사용한 혼합 가다랑어포를 사용하는 것도 좋다. 가격대도 저렴하고 영양가도 높으므로 사용하기 좋은 식재료이다.

Q12 미지근하게? 뜨겁게?
어느 온도에서 가장 맛있게
먹을 수 있을까?

A12 건강 효과를 높이고 싶다면
미지근하게,
감칠맛을 느끼고 싶다면
조금 뜨겁게 먹는 것이 좋다.

수프스톡에 물을 부어 마시는 방법은 무척 간단하지만, 미지근하다고 느껴질 수 있다. 하지만 미지근한 정도로 마시는 것이 수프의 건강 효과를 가장 크게 볼 수 있는 음용법이다.

육수의 감칠맛을 느끼고 싶다면 뜨거운 물을 부은 다음, 전자레인지로 수프 온도가 약 60~70도가 되도록 데우면 된다. 가열하는 시간은 600W에서 40초 정도로 볼 수 있다. 그보다 오래 가열하면 지나치게 뜨거워

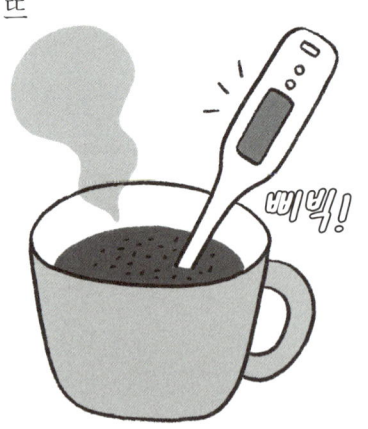

져서 감칠맛을 느끼기 어렵다.

참고로 음식을 맛있다고 느끼는 온도는 따뜻한 요리의 경우 60~70도, 차가운 요리의 경우 5~12도인 것으로 알려져 있다.

5가지 기본이 되는 맛으로 알려진 단맛, 짠맛, 신맛, 쓴맛, 감칠맛은 온도에 따라 다르게 느껴지기 때문이다. 단맛과 감칠맛은 체온에 가까울 때 강하게 느껴지고, 짠맛과 쓴맛은 저온일 때 강하게 느껴진다. 보통 요리가 식으면 맛

미각과 온도의 관계

	체온보다 낮은 온도	체온	고온(70도 이상)
짠맛	강하게 느낌		약하게 느낌
단맛	약하게 느낌	강하게 느낌	약하게 느낌
신맛	온도 영향 없음		
쓴맛	강하게 느낌		약하게 느낌
감칠맛	약하게 느낌	강하게 느낌	약하게 느낌

이 떨어진다고 느끼는 이유는 짠맛과 쓴맛이 강조되기 때문이기도 하다. 다섯 가지 맛 중에서 신맛만 온도에 따른 변화가 없다.

==미지근한 온도를 추천하는 것은 감칠맛에 더해 풍미를 진하게 느낄 수 있기 때문==이다. 음식은 향 또한 중요한 요소가 된다. 우선은 미지근한 온도로 맛보기를 권한다.

Q13 사과식초나 검은깨 등 남은 식재료는 어떻게 사용해야 할까?

A13 남은 식재료는 응용 요리를 만들 때 사용할 수 있다.

지방을 빼내는 수프에 사용되는 식재료 중에서 사과식초와 검은깨 가루는 남기가 쉽다. 응용 요리 레시피에도 써놓았지만, 남은 식재료를 사용하는 방법 중 가장 <mark>간단한 방법은 수프에 조금씩 추가해 먹는 것</mark>이다. 사과식초나 검은깨를 조금 넉넉하게 넣으면 평소와는 다른 수프 맛을 즐길 수 있다. 좀 더 추가한다고 영양 면에서 문제 될 것은 없다.

<mark>남은 사과식초로 피클을 담가 먹는 것도 추천</mark>한다. 사과식초, 설탕, 소금을 10 : 6 : 1 비율로 섞어 가열하기만 하면 피클 담금액이 된다. 그다음 밀폐용기에 좋아하는 채소와 피클 담금액을 넣고 냉장고에서 12시간 정도 숙성하면 맛있는 피클이 완성된다.

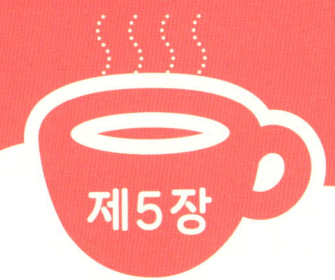

제5장

건강 위기에서 탈출하려면 지금 당장 나쁜 지방을 해독하자

나쁜 지방은 어떻게 우리 몸을 좋지 않게 만드는 걸까?
나쁜 지방을 지금 당장 퇴치해야 하는 이유는 무엇일까?

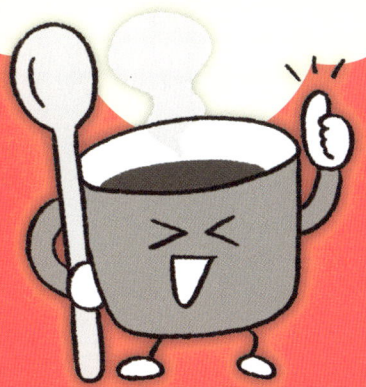

뇌경색, 심근경색을 앓게 된 사람의 일상

다음에 나오는 그림은 뇌경색을 앓게 된 A씨의 일상을 보여준다. A씨는 63세 남성으로 사교적인 성격에 담배는 물론 술도 무척 좋아한다. 휴일에 하는 드라이브는 그의 취미 중 하나이다.

그러나 갑자기 어느 날 머리가 깨질 정도로 아파서 구급차로 이송되었다. 원인은 뇌경색으로, 다행히 목숨은 건졌으나 이후의 생활은 그전과는 완전히 달라지고 말았다. 의사는 "자동차 운전도 하지 않는 편이 좋을 것"이라고 말했다. 물론 담배도 술도 삼가야 했다. 게다가 어눌해진 발음으로 인해 자기 생각을 상대방에게 전달할 수 없게 되자, 말하는 것조차 점점 귀찮은 일이 되었다. 자연히 친구도 없어지고 취미도 즐기지 못하게 된 A씨는 집에 틀어박혀 우울한 일상을 보내게 되었다.

뇌경색을 앓게 된 A씨의 일상

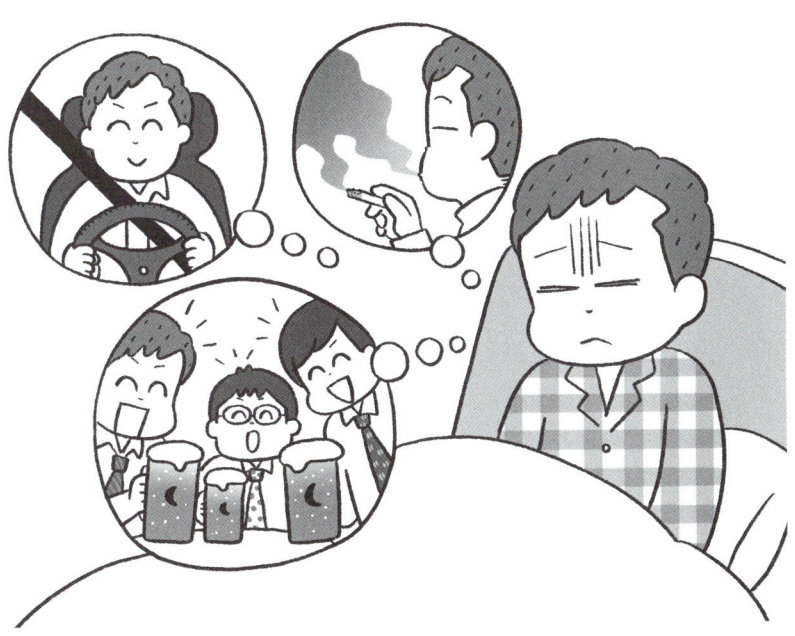

내가 맡은 환자 중에서도 A씨와 같은 분이 있다. 설령 자각증상이 없다 하더라도 뒤늦게 후회하기 전에 수프 마시기를 실천하시기를 바란다. 정기적인 혈액검사를 통해 몸의 상태를 파악하는 일 역시 중요하다.

뇌경색은 증상이 나타난 후 1년 안에 12.8%, 5년 안에 35.3%, 10년 안에 51.3%, 다시 말해 ==10년 안에 약 1/2의 확률로 재발==한다고 알려져 있다. A씨는 언젠가 ==다시 뇌경색으로 쓰러질지도 모른다는 공포를 느끼며 남은 인생을 살아가야 하는 것==이다.

현재는 의료기술이 발전해 증상이 나타난 후 4시간 반 이내에 혈전용해제를 정맥주사로 맞으면, 약 40%가 후유증이 거의 남지 않는 정도로 회복될 수 있다고 한다. 그러나 뒤집어 생각하면 절반 이상의 확률로 후유증이 남는 사람이 생긴다는 이야기이다.

뇌의 어느 부분이 어떤 정도의 손상을 입었느냐에 따라 다르지만, 자주 나타나는 뇌경색의 후유증은 다음과 같다.

- 운동 기능 장애…몸의 한쪽을 제대로 움직일 수 없게 된다.
- 언어 장애…말하는 것과 이해하는 것이 어려워진다.
- 시각 장애…시야의 일부가 보이지 않거나 이중으로 겹쳐 보여서 사물을 제대로 볼 수 없게 된다.

- 인지 장애…기억력이 감퇴하고 주의력이 산만해진다.
- 감각 장애…통증이나 온도를 잘 느끼지 못하는 등 비정상적인 감각이 발생한다.
- 정서적 변화…울적해하다가 갑자기 웃는 등 정서가 불안정해진다.
- 삼킴 장애…음식을 삼키는 것이 어려워진다.

게다가 ==뇌경색 재발 확률이 매우 높아져== 치매에 걸릴 확률도 높아진다. 다시 일어나지 못하고 누워서 지내게 되는 원인 중 1위가 뇌졸중이다. 반복되는 재발로 몸이 쇠약해져 쓰러지고 나면 다시 일어나지 못하게 되는 것이다.

심근경색도 의료기술의 진보로 인해 증상이 나타난 후 6시간 이내에 치료를 시작하면 90%의 사람이 살 수 있다고 한다. 그러나 ==아무리 신속한 치료가 이뤄진다고 해도 심장이 받은 손상은 적지 않으므로, 회복한 뒤에도 심부전이나 부정맥 등의 증상이 나타날 우려가 있다.==

대표적인 증상으로는 호흡곤란과 부종을 들 수 있다. ==심근경색 증상이 나타나기 전까지는 아무 어려움 없이==

당신 몸속의 지방은 좋은 지방인가, 아니면 나쁜 지방인가?

나쁜 지방 축적도 체크리스트

- ☐ 중성지방 수치나 LDL콜레스테롤 수치가 높다고 들은 적이 있다.
- ☐ 최근 배가 나오기 시작했다.
- ☐ 혈당치가 높다고 들은 적이 있다.
- ☐ 등푸른생선은 거의 먹지 않는다.
- ☐ 채소를 싫어해서 잘 먹지 않는다.
- ☐ 식사할 때 가장 먼저 흰쌀밥이나 빵을 먹는다.
- ☐ 탄산음료나 에너지 음료를 자주 마신다.
- ☐ 간식을 먹는 일이 많다.
- ☐ 햄이나 소시지 등 가공육을 즐겨 먹는다.
- ☐ 빵이나 케이크 등 단 음식을 좋아하고 자주 먹는다.
- ☐ 과일을 좋아해서 자주 먹는다.
- ☐ 잠이 늘 부족하다.
- ☐ 짜증을 자주 내고 스트레스가 쌓여있다.
- ☐ 운동하는 습관이 없고, 몸을 움직일 기회가 별로 없다.
- ☐ 담배를 피운다.

• 해당하는 개수 확인하기

3개 이하   현재 나쁜 지방은 쌓여있지 않을 가능성이 높지만, 지방을 빼내는 수프를 섭취하면 건강 상태를 더욱 증진할 수 있다.

4~8개   어쩌면 나쁜 지방이 기승을 부리기 시작했는지도 모른다. 바꿀 수 있는 생활 습관부터 고치면서 지방을 빼내는 수프를 마셔보자.

9개 이상   나쁜 지방이 가득 쌓여있는 것으로 보인다. 지방을 빼내지 않으면 머지않아서 몸 이쪽저쪽에서 증상이 나타날 가능성이 있다.

※ 총 3개 이하라도, 처음 3개 항목 중 하나라도 해당하는 사람은 주의가 필요하다.

했던 동작을 하는 데도 금방 숨이 차는 상태가 될 수 있다. 증상이 심해지면 이야기를 나누거나 식사하는 것조차 힘들어질 수 있다.

뇌경색이나 심근경색 모두 증상이 나타났다고 해서 반드시 목숨을 잃는 병은 아니다. 그러나 증상이 나타나기 전과 똑같은 생활로 돌아가기란 매우 어렵다. 그러므로 뇌경색이나 심근경색의 원인이 되는 나쁜 지방을 쌓는 것은 정말로 무서운 일이라는 점을 알아야 한다.

하지만 지금부터라도 지방을 빼내는 수프를 마시면서 위험도를 낮출 수 있으니 너무 겁낼 필요는 없다.

우선 앞에 나온 체크리스트로, 현재 여러분의 혈액과 몸속에 뇌경색 및 심근경색을 일으키기 쉬운 나쁜 지방이 어느 정도로 쌓여있는지 확인해보자.

내장지방과 피하지방, 어느 쪽이 위험할까?

내장지방과 피하지방 중 어느 지방으로 쌓이는 것이 몸에 좋지 않은지 말하자면, 내장지방이라고 할 수 있다. 내장지방이 필요 이상으로 쌓이면 지방조직에서 분비되는 아디포사이토카인(adipocytokine, 혈액을 타고 온몸을 순환하며 인슐린저항성과 대사, 에너지 균형 등을 조절하는 생리활성물질)의 균형이 무너지기 때문이다. 그리고 그 영향은 우리 몸 안에서 다양하게 나타난다.

우선 인슐린의 기능이 저하된다. 인슐린이란 혈중 포도당을 에너지원으로 세포에 집어넣는 역할을 하는 호르몬으로 이 기능이 저하되면 혈액 속에 포도당이 넘쳐나게 된다. 이른바 고혈당 상태가 되는 것이다. 이것이 오래 지속되면 당뇨병으로 발전할 위험이 커진다.

두 번째로는 면역력이 저하된다. 면역이란 우리 몸을 병원균과 바이러스 등으로부터 지키는 방어시스템이며, 그 프로세스 중 하나로 염증 반응이 있다. 아디포사이토카인의 균형이 무너지면 이 염증이 만성화된다. ==염증이 만성화되면 방어시스템이 피폐해져 면역력이 약해지고, 심혈관 질환이나 당뇨병을 앓게 될 위험이 커진다.==

세 번째로는 ==지방을 에너지로 활용하기 어려워진다.== 지방을 유용하게 사용하지 못하게 되면 ==혈액 속에 남겨진 중성지방이나 LDL콜레스테롤이 넘쳐나게 된다.==

건강한 몸에서는 혈중 콜레스테롤의 양이 일정하게 유지된다. 식사로 섭취하게 된 콜레스테롤이 많으면 간 등에서 만드는 양을 줄이고, 섭취량이 적다면 만드는 양을 늘린다. 식사로 얻게 되는 콜레스테롤의 양은 혈중 콜레스테롤 총량의 약 20%인 것으로 알려져 있다.

즉 ==LDL콜레스테롤이 나쁜 지방이 되는 것은 내장지방이 과다하게 쌓여서 몸이 LDL콜레스테롤의 양을 조절할 수 없어졌기 때문==이다.

몸에 바로 이변이 나타나는 것은 아니지만 중성지방이 늘어나고 소형화된 LDL콜레스테롤이 혈관에 쌓이기 시작하면 결국 ==동맥경화, 나아가서는 심근경색 및 뇌경색==을 일으킨다.

내장지방의 악영향은 이것 외에도 있다. 아디포사이토카인의 균형이 무너지면 ==혈압이 오를 뿐 아니라 혈전도 쉽게 생성되는 것==으로 알려져 있다.

이제 내장지방이 얼마나 무서운 존재인지 알 수 있을 것이다. 자각증상이 없다가 어느 날 갑자기 A씨처럼 심각한 상태가 될 수도 있다. 누구에게나 얼마든지 일어날 수 있는 일인 것이다.

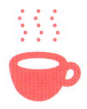

흰쌀밥, 왜 과식하면
몸에 지방으로 쌓일까?

나쁜 지방의 근원인 내장지방은 식사로 섭취하는 지방만으로 쌓이는 것이 아니다. 사실 탄수화물도 지방으로서 축적된다. 정확하게는 탄수화물에 함유된 당질이 그렇다.

당질은 우리가 먹는 여러 음식에 들어있다. 흰쌀밥이나 빵 등의 주식은 물론, 우동이나 라면, 파스타 등의 면류, 케이크나 찐빵 등의 단 음식, 고구마나 토란 등의 구황작물, 과일, 과자, 탄산음료 등에도 들어있다.

흰쌀밥은 지방이 아닌데도 왜 몸속에서 지방이 되는 걸까. 어떻게 된 일인지 한번 살펴보자.

식사를 통해 섭취한 당질은 위나 장 등 소화관에서 포도당(글루코스)으로 분해·흡수되어 간을 거쳐 혈액 속으로 흘러 들어간다. 혈당치란 혈액 속에 포함된 포도당의 농도를 말한다.

혈당치가 상승하면 췌장에서 인슐린이라는 호르몬이 분비되어 포도당이 에너지원으로서 각 세포에 흡수된다. 바로 사용되지 않는 포도당은 간이나 근육에 글리코겐이라는 다른 형태의 물질로 축적된다.

그러나 글리코겐을 쌓을 수 있는 양에는 한계가 있으므로, ==나머지 당질은 지방세포로 흡수되어 중성지방으로 축적되는 것이다.== 즉 지방을 섭취하지 않아도 ==당질을 과다 섭취하면 중성지방이 점점 쌓이게 된다.==

주위에 흰쌀밥을 좋아해서 고봉밥으로 먹는 사람이나 라면을 즐겨 먹는 사람을 보면 살이 잘 붙는 경향이 있을 것이다. 이는 지방을 많이 섭취해서가 아니라 당질을 많이 섭취하기 때문이다.

그리고 ==살찐 사람일수록 특히 조심해야 하는 것이 식후 혈당치의 급격한 상승==이다. 지방이 더욱 쉽게 쌓이는 악순환에 빠지기 때문이다.

밥을 빨리 먹거나 폭식하는 사람은 ==혈당의 급격한 상승으로 인해 인슐린이 대량으로 분비되고 넘쳐나는 포도당을 전부 지방세포에 넣게 된다.== 그 반동으로 혈중 포도당이 갑자기 낮아지면 금세 배가 고파져서 또 밥을 먹게 된다. 이렇게 먹으면 먹을수록 더욱 쉽게 살이 찐다.

혈당치의 급상승과 급강하를 가리켜 '혈당 스파이크'라고 하는데 혈당 스파이크는 살만 찌우는 것이 아니라 혈관에 손상도 입힌다.

혈당 스파이크 방지에는 1장에서 소개한 '수프 먼저 먹기'가 효과적이다. 탄수화물을 먹기 전에 수프를 마시면 당질의 흡수가 완만하게 이뤄진다.

당화는 우리 몸속
나쁜 지방을 부추긴다

맛있어 보이는 핫케이크를 떠올려 보자. 노릇노릇 먹음직스럽게 구워졌다. 여기서 질문을 하나 던져보려 한다. 핫케이크는 왜 이렇게 노릇노릇 구워지는 걸까?

정답은 설탕과 달걀과 우유를 섞었기 때문이다. 설탕과 달걀과 우유의 단백질이 서로 결합하여 성질이 달라지면서 노릇하게 갈색으로 구워지는 것이다. 사실 인간의 몸속

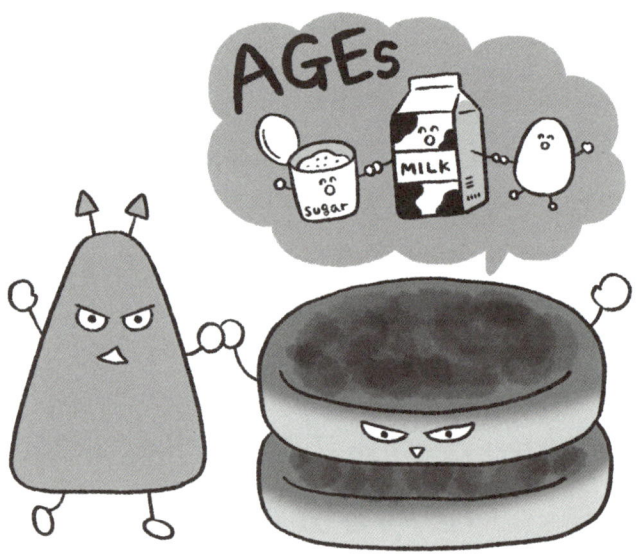

LDL콜레스테롤은 AGEs라는 물질과 엮이면 더욱 기승을 부린다.
당 섭취에 주의해야 하는 이유는 혈당 문제 때문만은 아니다.

에서도 같은 일이 일어난다. 이것을 당화라고 부른다. 한 번쯤 어디선가 들어본 분도 있을 것이다.

혈당을 끌어올리는 주된 원인은 당질의 과다 섭취이다. 몸속에 있는 단백질과 지방에, 에너지원으로 교환되지 않고 남은 포도당이 결합하면 지방은 기승을 부리기 시작한다. 이것이 진행되면 AGEs(최종당화산물)라는 물질이 만들어진다.

몸속에서 일어나는 산화 현상을 '몸이 녹슨다'라고도 표현하는데, 당화 현상은 '몸이 탄다'라고 한다. 둘 다 노화 촉진 현상으로 문제시되고 있다. 당화가 진행되면 피부 탄력이 떨어지고 쉽게 주름과 기미가 생긴다고도 알려져 있다.

그리고 당화나 산화 모두 혈관이나 내장에 막대한 손상을 입힌다. 당화가 진행되면 나쁜 지방이 기승을 부리며 몸속을 마구 돌아다닌다. AGEs가 LDL콜레스테롤의 산화를 촉진하기 때문이다. AGEs가 쌓이면 쌓일수록 LDL콜레스테롤도 쌓이기 쉬워져서 동맥경화를 촉진한다. 물론 심근경색 및 뇌경색의 위험도도 높아진다. 건강한 고령자와 비교한 알츠하이머병 환자의 뇌에는 약 3배나 되는 AGEs가 쌓여있다는 보고도 있다.

AGEs는 제거하기 어렵고 몸속에 쉽게 축적되는 특성이 있다. 어떤 의미에서는 LDL콜레스테롤의 산화를 촉진하는 활성산소보다도 성가신 존재일 수 있다. 게다가 활성산소 제거에 효과적인 항산화 식품은 많은 것에 비해, AGEs를 제거할 수 있는 식품은 극히 적다.

그러므로 AGEs는 만들지 않고, 쌓지 않는 것이 중요하다. 그러기 위해서도 당질의 과다 섭취는 삼가야 한다.

보통 키, 보통 체격의 사람이 장수한다고?

나쁜 지방이나 당질을 과다 섭취하면 나쁜 지방은 축적된다. 그리고 나쁜 지방의 축적도를 한눈에 알 수 있는 것이 비만이다.

비만도를 측정하는 국제적 지표는 BMI이며, BMI의 산출 방법은 '체중(kg)÷신장(m)×신장(m)'이다. 참고로 한국의 경우 18.5 미만은 저체중, 18.5~23 미만은 정상, 23~25 미만은 과체중, 25 이상은 비만으로 본다.

한편 일본에서 BMI의 이상적인 수치는 22이다. 30~59세 남녀 5,000명을 대상으로 한 건강검진 결과, BMI 22에 가까운 사람들이 가장 낮은 비정상 수치를 보였기 때문이다. 또한 BMI와 사망률의 관계를 조사한 연구에 따르면, 40~59세 남녀 각각 약 2만 명을 대상으로 10년간 추적조사한 결과, BMI 23~24.9에 해당하는 사람의 사망률이 가장 낮다는 사실이 밝혀졌다.

즉 BMI 수치가 22가 아니라도 조금 통통한 정도라면 나쁜 지방이 악영향을 미치지는 않는 것으로 볼 수 있다.

그러나 보통 키에 보통 체격이라고 해서 너무 방심해서는 안 된다. 보기에 뚱뚱해 보이지 않거나 BMI가 설령 정상 범위라 해도 체지방률이 높은 사람이 있기 때문이다.

바로 '마른 비만'이다. 배가 불룩하지 않아도 내장지방이 쌓인 사람을 종종 볼 수 있다. 체지방률을 측정하고 놀라는 사람도 있다. 참고로 체지방률로 보았을 때 남성의 경우 25% 이상, 여성의 경우 30% 이상이면 마른 비만이 의심된다.

벌써 나쁜 지방이 기승을 부리기 시작했는지도 모른다.

나도 모르는 사이에 먹고 있는 나쁜 지방을 쌓는 세 가지 식품

나쁜 지방이 기승을 부리는 것을 막으면서 이미 쌓인 나쁜 지방을 빼내고 다시 쌓지 않는 식생활로 변화시키는 것, 그것이 지방을 빼내는 수프의 전략이라고 할 수 있다.

주역은 엑스트라버진 올리브오일과 가다랑어 가루에 들어있는 양질의 지방이다. 그러나 하루 한 잔 지방을 빼내는 수프를 꾸준히 마셔도, 필요 이상의 나쁜 지방이나 당질을 섭취하면 효과는 반감되고 만다.

주의해야 할 것은 모르는 사이에 식품으로 섭취하게 되는 나쁜 지방과 당질이다. 여기에서는 특히 조심해야 하는 3대 식품을 소개하겠다.

❶ 햄과 소시지, 베이컨 등의 가공육

마트에서 살 수 있는 가공육은 저렴하고 보존성도 높으며 단백질도 섭취할 수 있어 활용하는 사람이 많다. 그러나 과다 섭취는 삼가야 한다. 우선 가공육에는 나쁜 지방인 포화지방산이 다량 함유되어 있다. 그리고 부패를 방지하고 맛을 좋게 하는 첨가물도 들어간다. 첨가물 속에는 발암 물질로 의심되는 것도 포함되어 있다. WHO에서는 가공육을 매일 먹는 경우, 50g 섭취 시마다 대장암을 앓게 될 확률이 18%씩 상승하게 된다는 무서운 연구 결과도 보고되었다.

❷ 과일

과일은 건강에 좋은 이미지가 있지만, 다량의 당질이 들어 있다. 게다가 과일에 함유된 과당이라는 당질은 다른 당질보다도 소장에서 흡수되는 속도가 빨라 혈당을 급격하게 상승시키는 특성이 있다. 그 결과 중성지방이 쌓이기 쉽다.

❸ 건강음료

비타민과 무기질 등이 함유된 건강음료는 마시면 건강해질 듯한 기분이 들지만, 대부분은 맛을 좋게 하기 위한 당류와 감미료가 첨가되어 있다. 비타민과 무기질 등을 보충할 수는 있지만, 동시에 불필요한 당질도 섭취하게 되는 것이다.

주의가 필요한 것은 과즙 100% 주스와 과즙이 든 채소주스이다. 건강한 이미지와는 달리, 과즙에 함유된 흡수 속도가 빠른 당질을 과다 섭취하게 되기 때문이다.

당질의 과다 섭취를 피하려면 식품 겉면이나 포장지에 표기된 영양 성분 표시를 확인하는 습관을 갖는 것이 중요하다. 탄수화물 표기를 확인하면 어느 정도의 당질이 함유되어 있는지 바로 알 수 있다.

의외로 당질이 많이 들어있어 놀랄 수 있다. 나쁜 지방을 쌓지 않기 위해서라도 영양 성분 표시를 확인하는 습관을 들이는 것이 좋다.

잠이 부족한 사람은
살찌기 쉽다

일본인의 수면시간은 세계적으로도 짧고 질이 낮은 것으로 알려져 있다. 한국인의 수면시간 역시 경제협력개발기구(OECD) 회원국 평균보다 18% 부족하다(대한수면연구학회, 〈2024년 한국인의 수면 실태 보고서〉 - 옮긴이).

'일이나 집안일이 바빠서, 아무래도 자는 시간이 줄어들어요.'

'누워서 스마트폰을 보고 있는 사이에 잠이 달아나 버려요.'

이렇게 말하는 분이 많을 것이다. 하지만 가능한 한 수면시간은 확보해두는 것을 추천한다. 수면과 내장지방의 관계를 두고 국내외에서 이루어진 많은 연구 결과, 수면을 충분히 취하지 않으면 내장지방이 축적된다는 사실이 밝혀졌기 때문이다. 예를 들어 2005년 콜롬비아 대학의 연구에서는 평균 수면시간이 7시간인 사람에 비해 4시간 이하인 사람은 73%, 5시간 이하인 사람은 50%나 비만율이 높다는 보고가 있다.

원인으로 예측되는 것은 렙틴과 그렐린이라는 2가지 호르몬이다. ==렙틴은 식욕을 억제하는 호르몬이고 그렐린은 식욕을 증가시키는 호르몬==이다. 수면을 충분히 취하면 이 두 가지 호르몬은 균형을 이루지만, 수면이 부족해지면 렙틴의 분비는 감소하고 그렐린의 분비는 증가한다. 즉 수면 부족이 계속되면 먹고 싶은 욕구를 억제하지 못하고 먹는 양이 늘어나 내장지방이 증가할 가능성이 있는 것이다. 2004년 스탠퍼드대학의 조사에서는 ==평균 수면시간이 5시간인 사람은, 8시간인 사람보다 렙틴이 약 15% 적게 나오고, 그렐린은 15% 증가==한 것으로 알려졌다.

수면 부족은 스트레스 호르몬이라고 불리는 코르티솔을 증가시키는 것으로도 알려져 있다. 코르티솔이 늘어나면 당질이 많이 함유된 음식을 먹고 싶어진다. 불안 및 스트레스를 느낄 때 달콤한 디저트나 과자류, 면류 등을 찾게 되는 사람이 많다. 그 이유는 코르티솔이 식욕을 자극했기 때문인지도 모른다.

코르티솔이 증가하면 지방 대사도 느려질 수 있으며, 그만큼 나쁜 지방이 쌓이기 쉽다.

잠을 충분히 자지 않으면 나쁜 지방 배출도 정체될 가능성이 있다. 지방을 빼내는 수프를 마셔서 나쁜 지방을 쌓지 않는 몸을 만들고자 한다면 잠을 충분히 자야 할 필요가 있다.

지방을 빼내는 데 효과적인 NEAT

잔뜩 쌓인 나쁜 지방을 빼낸다는 점에서 보자면 잠 이상의 효과를 기대할 수 있는 것은 바로 운동이다. 이렇게 말하면 "결국에 또 운동하라는 소리네! 애초에 내가 운동을 했으면 이 고생을 안 하지!"라는 이야기가 나올 듯하다. 물론 운동화를 신고 운동복으로 갈아입는다는 것부터 진입장벽이 높게 느껴질 수 있다.

그래서 추천하는 것이 니트(NEAT)이다.

니트라고 하면 옷을 떠올리는 분도 있을 수 있겠지만, 여기서 말하는 니트란 'Non-Exercise Activity Thermogenesis(비운동성 활동 열 생성)'을 뜻한다. 구체적인 예를 들자면 다음과 같다.

- 엘리베이터, 에스컬레이터 대신 계단 이용하기
- 한 정거장 정도 먼저 내려서 걷기
- 길지 않은 거리라면 자전거나 자동차 사용하지 않기

즉, 운동이라고 보기 어려운 활동을 말한다.

뚱뚱한 사람과 그렇지 않은 사람을 비교했을 때, 뚱뚱한 사람은 걷는 것을 포함해서 서 있는 시간이 하루 평균 150분이나 적다는 조사 결과도 있다.

되도록 앉아있는 시간을 줄이고 일상생활 속에서 적극적으로 몸을 움직이려는 것도 원활하게 지방을 빼내는 비결이 될 수 있다.

무리해서 힘든 운동을 할 필요는 없다. 평소보다 조금 더 의식해서 걷기만 해도 건강 개선으로 이어진다.

단백질로
운동 효과를 극대화한다

운동 효과를 더욱 높이고 싶다면 근육의 재료가 되는 단백질을 섭취하는 것이 좋다. 근육은 열량 및 당의 최대 소비기관이며, 근육이 많은 사람일수록 남는 지방이나 당을 몸에 쌓지 않을 수 있기 때문이다.

근육량은 일반적으로 30대 전후에 가장 많은 것으로 알려져 있으며, 운동 습관이 없는 사람은 나이 듦에 따라 점차 감소한다. 엉덩이나 허벅지 등의 커다란 근육은 40대 이후 1년에 약 1%씩 빠진다. 40세가 80세가 되면 근육의 40%가 감소하는 것이다. 이는 허벅지 근육은 약 반절이 되어버린다는 이야기이므로 무서운 노화현상이다.

이를 막기 위해서는 단백질을 섭취하고 운동을 거르지 않아야 한다. 물론 목표는 근육량의 유지이므로 힘든 운동을 할 필요는 없다. 산책이나 워킹 등 가벼운 운동으로 충분하다.

단백질은 다양한 식품에 들어있다. 그중에서 질 좋은 단백질로 알려진 것은 단백질을 구성하는 아미노산 중 인체에서 만들어지지 않는 아홉 종류의 필수 아미노산이 균형적으로 함유된 식품이다.

구체적으로 이야기하면 육류나 생선, 달걀, 우유, 콩 제품 등을 들 수 있다. 그중 육류는 질 좋은 단백질을 섭취할 수 있는 좋은 식품인 한편, 포화지방산도 다량 함유하고 있다는 것이 단점이다. 지방이 거의 없는 붉은 살코기

2종류의 단백질을 같이 섭취하자

식물성 단백질

식물성 음식에 함유된 단백질이다. 채소에도 들어있지만, 두부 및 두유 등 콩 제품의 함유량이 더 높아서 추천할 만하다.

동물성 단백질

육류나 생선 등의 동물성 식품에 들어있는 단백질이다. 붉은 살코기는 소량으로 많은 양의 단백질을 섭취할 수 있지만, 생선은 EPA·DHA라는 좋은 지방도 동시에 섭취할 수 있으므로 육류보다는 생선을 추천한다.

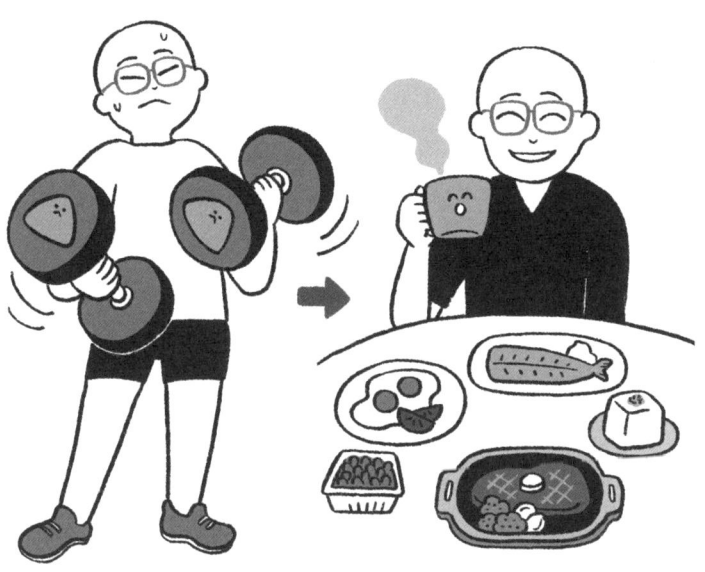

나 역시 정기적인 근육 운동이나 러닝 등을 통해 근육이 감소하지 않도록 신경을 쓰고 있다. 물론 단백질이 풍부한 식품도 거르지 않고 끼니마다 충분히 섭취한다.

는 괜찮지만, 치아가 튼튼하지 못한 사람이라면 질긴 고기를 씹기가 어려울 수 있다. 좋은 지방도 같이 섭취할 수 있다는 점을 고려하면 생선이나 콩 제품을 많이 섭취하는 것이 좋다.

지방을 빼내는 수프 재료에 가다랑어 가루를 사용한 이유는 가다랑어 가루에는 아홉 종류의 필수 아미노산이 모두 함유되어 있기 때문이다. 즉 수프는 근육을 만드는 데에도 효과적이라는 이야기이다.

뇌의 약 60%는 지방으로 되어 있다

지금까지 지방이 건강에 얼마나 좋지 않은지 설명했지만

이제 다른 관점에서 이야기하고자 한다. 몸에 지방이 필요한 이유는 무엇인가에 관한 것이다.

사실 ==뇌의 약 60%는 지방으로 구성되어 있다==고 한다. 근육이나 뼈의 재료가 단백질이라는 점은 대부분 알고 있지만, 지방도 우리 몸을 구성한다는 사실은 조금 의외로 느껴질 수 있다.

지방은 뇌를 구성할 뿐만 아니라 세포막의 재료로도 쓰인다. ==우리 몸은 약 60조 개의 세포로 이루어져 있는데, 그 하나하나를 둘러싼 막을 만들고 보호하는 것이 지방==이다. 또한 지방은 몸의 다양한 기능을 조절하는 호르몬의 재료도 된다. 지방이 부족해서 세포막이 약해지면 면역력도 저하된다.

게다가 탄수화물(당질)과 단백질에 이은 중요 에너지원이기도 하다. 탄수화물이나 단백질이 1g당 4kcal를 생산하는 것에 비해 지방은 1g당 9kcal를 생산한다. 약 2배 이상의 에너지를 공급하는 것이다. ==가장 효율적인 에너지원==이라고 할 수 있다.

우리의 몸이 쉽게 지방을 축적하는 것은, 사용되지 않은 에너지를 쌓아두기에는 지방의 형태가 가장 좋기 때문이다.

미움받기 쉬운 지방이지만, 지방 없이는 살 수도 없다. 필요 이상으로 섭취하거나 쌓는 것은 바람직하지 않지만, 불필요하다고는 할 수 없다.

나쁜 지방에도 중요한 역할이 있다!

사실 나쁜 지방도 우리에게 필요한 존재이다.

"정의의 반대는 반대편의 정의"라는 말이 있다. 정의의 반대는 악이라고 규정되는 일도 있지만, 사실 악(으로 취급받는 쪽) 나름의 정의가 있는 경우도 많다.

지금까지 한참 악당으로 취급한 나쁜 지방 콤비이지만,

LDL과 HDL, 모두 필요한 콜레스테롤이다!

LDL콜레스테롤이 아예 없으면 건강을 유지할 수 없다. HDL콜레스테롤이라고 해도 지나치게 많으면 동맥경화 등을 일으킨다. 콜레스테롤을 잘 조절하며 공존할 수 있는 상태를 만드는 것이 이상적이다.

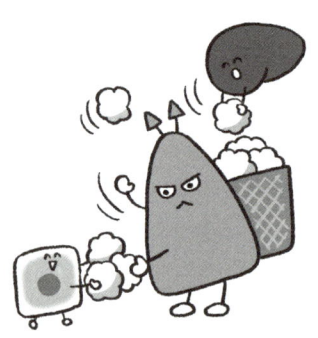
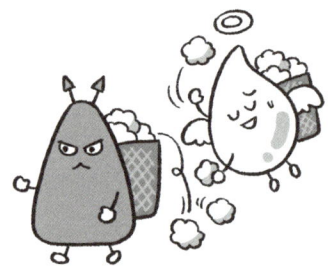

LDL콜레스테롤의 기능

LDL콜레스테롤은 간에서 만들어진 콜레스테롤을 갖고 혈관을 돌아다니며 온몸의 세포에 운반하는 역할을 한다. 그 콜레스테롤은 세포 안으로 흡수되어 다양한 호르몬과 세포막의 재료로 쓰인다.

HDL콜레스테롤의 기능

한편 LDL콜레스테롤은 무척 덜렁댄다. 세포에 운반할 콜레스테롤을 혈액 속에 떨어뜨리고 다닌다. HDL콜레스테롤은 LDL콜레스테롤이 떨어뜨리고 다닌 콜레스테롤을 주워서 간으로 다시 가져다 놓는다.

다른 관점에서 보자면 나쁜 지방 콤비에게도 할 말은 있다. 그들은 그들 나름대로 우리 몸을 위해 일하고 있을 뿐이다.

예를 들어 중성지방은 분해되어 에너지원으로 쓰인다. 그리고 지용성 비타민 흡수나 체온 유지, 장기를 보호에도 사용된다. 중성지방이 지나치게 적으면 체내에 저장된 에너지가 적어진 상태이므로 이유 없이 피곤하거나 자도 자도 체력이 회복되지 않는 만성피로를 느끼기 쉽다. 저체온을 일으키거나 수족냉증이 심해질 수도 있다.

그리고 콜레스테롤은 세포막이나 호르몬 등의 재료가 된다. 혈중 콜레스테롤에는 2가지 종류가 있는데, 콜레스테롤을 세포에 전달하는 역할인 LDL콜레스테롤과 남은 콜레스테롤을 회수하는 HDL콜레스테롤이다. 어느 쪽의 콜레스테롤이든 없어지면 피부나 머리카락이 푸석푸석해지고 혈관 및 세포벽이 약해지는 증상이 나타나기 쉽다.

사실 나쁜 지방 콤비는 의도와는 달리 표현이 서툰 것이라고 볼 수 있다. 건강은 그들과의 관계를 어떻게 조절하느냐에 달렸다.

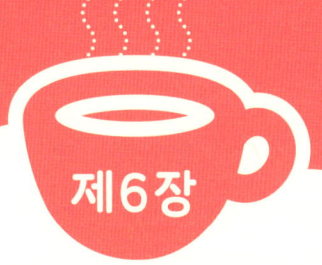

제6장

나쁜 지방 해독 수프의 장점을 알아보자

지방 빼내는 수프를 꾸준히 마시면 몸에는 어떠한 변화가 나타날까?
알면 알수록 분명 계속해서 마시고 싶어질 것이다.

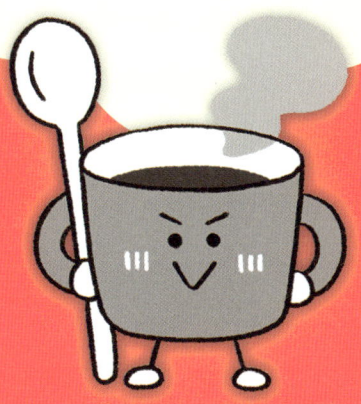

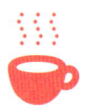

끈적끈적한 혈액을 맑게
만들어 혈압을 낮춘다

지방을 빼내는 수프로 나쁜 지방이 빠져나가면 이와 함께 끈적끈적한 혈액도 맑아진다.

혈액이 끈적해지는 이유는 여러 가지가 있지만, 나쁜 지방을 쌓게 만드는 식생활도 그중 하나이다. 나쁜 지방과 당질을 과다 섭취하면 혈액 속에 떠다니는 포도당이 늘어나 혈액 성분인 적혈구가 딱딱해지고, 중성지방이 과다하게 증가하면 혈소판이 서로 들러붙어서 커다란 덩어리를 만들기 쉬워진다. 그러면 혈액이 끈적끈적해져서 흐르기 어려워지며 혈전도 쉽게 생기는 것이다.

끈적끈적한 혈액이 맑아지면 혈액이 혈관 속을 원활하게 흘러 다니게 된다. 그러면 적은 압력으로도 심장이 혈액을 내보낼 수 있게 되므로 혈압도 안정적으로 유지된다.

또한 LDL콜레스테롤이 증가하여 혈관 벽에 덩어리를 만

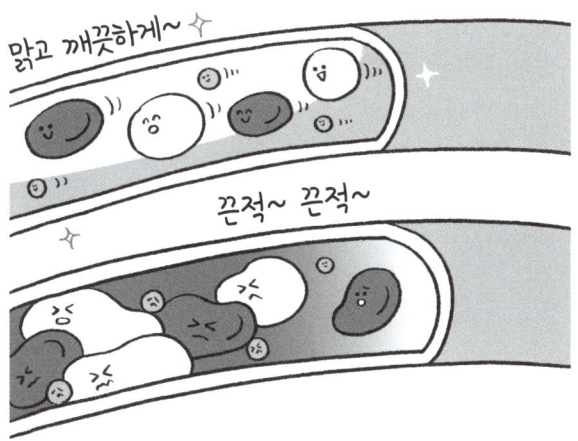

혈액 속 지방이나 당이 지나치게 증가하면 혈액 성분이 끈적해져서 서로 들러붙기 쉬워지므로 혈액의 흐름이 나빠진다. 그러면 심장은 더 강한 힘으로 혈액을 방출해야 하므로 혈압이 높아지고 심장에도 부담이 간다.

들게 되면 혈관이 좁아져서 혈액의 흐름에 방해가 되므로 혈압이 오른다.

그러므로 <mark>나쁜 지방을 빼내고 HDL콜레스테롤을 늘리면, 기승을 부리는 LDL콜레스테롤이 HDL콜레스테롤에 의해 회수되어 혈압이 떨어진다.</mark>

지방을 빼내는 수프에는 <mark>혈액을 맑게 만드는 데 효과적</mark>

인 양파도 들어간다.

양파에 함유된 케르세틴은 강력한 항산화 효과가 있는 성분으로 혈관을 부드럽게 하는 기능도 있으면서, LDL콜레스테롤이 혈관에 쌓이는 것을 억제하기도 하는 것으로 확인되었다.

케르세틴의 함유량으로 보자면 채소 중에서는 양파가 단독 1위라고 할 수 있다. 양파를 매일 먹는 사람은 실제 나이보다 혈관 나이가 10살 이상 어리다는 것이 확인되었다. 지방을 빼내는 수프를 매일 마시면 혈관이 젊어지는 효과도 기대할 수 있는 것이다.

게다가 양파에는 혈관 안에서 혈전이 생성되는 것을 방지하는 알리신이라는 성분도 풍부하게 함유되어 있다. 잘게 자를수록 많이 발생하는 성분이므로 양파를 갈아서 사용하는 지방을 빼내는 수프로 더 많은 알리신을 섭취할 수 있다.

사과식초도 혈액을 맑게 만드는 재료이다. 사과식초에 풍부하게 함유된 아미노산은 HDL콜레스테롤을 증가시키고, LDL콜레스테롤을 감소시킨다. 그리고 사과식초에 다량 함유된 초산은 혈관을 확장하여 혈행을 개선하는 것으로 알려져 있다.

유익균을 늘려서
장내 환경을 개선한다

장내 환경 개선이라는 말은 한때 대중매체에서 자주 사용했기 때문에 알고 계신 분도 많을 것이다. 장내 환경의 균형을 조절하면 자율신경이 조절되고, 그것이 면역력 향상과 수면 개선, 노화 예방, 비만 예방으로 이어진다고 알려졌다.

자율신경이란 호흡이나 체온, 혈압, 소화, 대사 등 우리가 살아가는 데 필요한 주요 기능을 우리의 의사와는 상

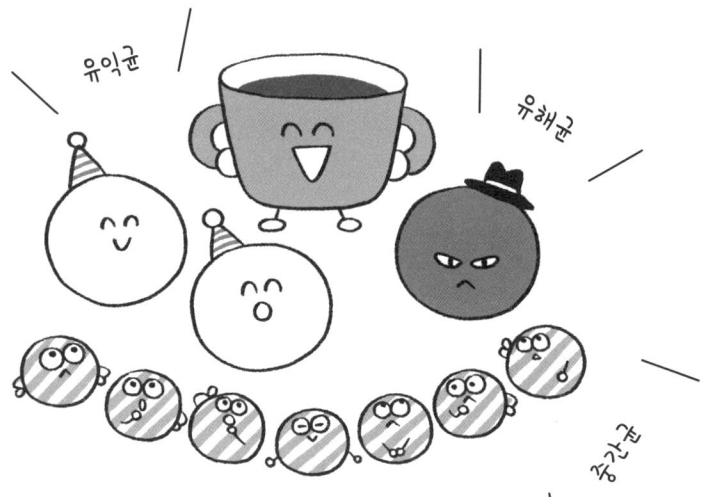

지방을 빼내는 수프를 마시면 유해균, 유익균, 중간균의 균형이 조정되어 장내 환경이 개선된다. 하루 한 잔으로 과민대장증후군의 개선을 기대할 수 있다.

관없이 조절해주는 신경이다.

장내에는 유익균, 유해균, 중간균이라는 세 그룹의 균이 존재하고 있다. 이때 '유익균 2 : 유해균 1 : 중간균 7'이 이상적인 비율인 것으로 알려져 있다. 그러나 식생활의 불균형과 스트레스, 수면 부족, 노화로 인해 이러한 균형은 무너진다. 또 중간균은 장내 환경이 악화하면 유해균으로 변하기도 한다.

장내 환경 개선이란 이렇게 무너진 균형을 식사나 생활 습관 개선을 통해 원래대로 되돌리는 것을 말한다.

지방을 빼내는 수프는 장내 환경 개선에도 효과적이다.

균형의 조정은 유익균을 늘리고 유해균의 증가를 억제하는 것이다. 수프 재료인 엑스트라버진 올리브오일 및 가루 녹차 등에 함유된 폴리페놀과 사과식초에 함유된 초산에는 유익균의 증식을 돕는 환경을 만들고 유해균의 증식을 억제하는 효과가 있다. 그리고 양파에 함유된 식이섬유와 올리고당은 유익균의 먹이가 된다.

쉽게 살찌지 않고
잘 빠지는 몸을 만들 수 있다

나쁜 지방을 빼내면 쉽게 살찌지 않는 체질을 얻을 수 있다. 식사로 얻은 에너지원을 빠르게 소비하게 되기 때문이다. 이른바 대사가 좋아진다는 말이다.

대사가 좋아지면 식사를 통해 섭취한 에너지원이 쓰이지 않고 남는 일이 줄어든다. 그에 따라 중성지방도 몸에 잘 쌓이지 않게 된다.

대사가 좋아지는 것은, 내장지방이 줄면 인슐린의 기능을 저하하는 나쁜 아디포사이토카인인 유리지방산의 분비가 감소하고, 인슐린의 기능을 증진하는 좋은 아디포사이토카인인 아디포넥틴(adiponectin)의 분비가 증가하기 때문이다. 아디포넥틴은 손상된 혈관을 회복시키는 효과도 있다.

나쁜 지방을 빼냄으로써 대사가 좋아지면 체중은 자연

스럽게 줄어들게 된다. 이 책에서 소개한 실험 참가자 중에서도 운동량을 늘리지 않은 채 같은 양의 식사를 했는데도 체중이 감소한 분이 있었다.

살찐 사람이 운동을 싫어하는 이유 중 하나는 몸이 무거워서 움직이는 것조차 귀찮은 탓도 있다. 몸이 가벼워지면 자연히 몸을 움직이고 싶어지기 마련이다.

음주 전에 수프를 마시면
혈당치 상승 억제가 쉽다

술을 마시기 전에 지방을 빼내는 수프를 마시는 것도 추천한다. 공복 상태에서 술을 마시면 알코올이 위나 장에서 매우 빠르게 흡수되어, 혈중알코올농도가 급격하게 상승

한다.

==술을 마시기 전에 수프를 마시면 뱃속에서 알코올이 희석되고, 흡수도 천천히 이루어지기 때문에 과하게 취하는 것과 숙취를 예방하기 쉽다.==

그리고 맥주나 청주, 와인, 칵테일, 달콤한 술이나 과일이 들어간 술 등의 당질이 함유된 술을 마시는 경우, ==수프를 먼저 마심으로써 혈당의 급격한 상승을 억제하기 쉬워진다.==

게다가 지방을 빼내는 수프에는 알코올의 분해효소 기능을 돕는 단백질이 함유되어 있다. ==술을 마시기 전에 수프를 마시면 간의 부담을 줄이는 데도 도움이 될 수 있다.==

지방을 빼내는 수프의 효과는 나쁜 지방을 빼내는 것만이 아니다. 꾸준히 마시면 건강에 좋은 다른 효과도 많이 볼 수 있다.

혈행이 좋아지면
수족냉증·어깨결림이 개선된다

수족냉증이나 어깨결림 증상으로 고민하는 분도 계실 것이다. 수족냉증이나 어깨결림의 원인 중 하나는 혈행이 나빠진 데 있다. 혈행이 원활하지 못할 때 몸이 차가워지는 이유는 여러 가지가 있는데, 그중 하나는 몸속에서 만든 열을 전신으로 운반하지 못하게 되는 것이다. 특히 대부분 모세혈관으로 이루어진 손가락과 발가락 등의 말단 부분은 정체되기 쉬워, 차갑게 느끼는 일이 많아진다.

또 하나는 산소 및 영양소는 혈액의 흐름을 따라 전신으로 운반되므로, 혈행이 정체되면 세포의 산소 및 영양 공급이 부족해져 열 생산 능력이 떨어지기 때문이다.

손가락을 핫팩이나 온열 기구를 이용해 따뜻하게 만들면 일시적으로 냉증을 해결할 수는 있지만 혈행이 개선되지 않는 한, 금세 다시 차가워지게 된다.

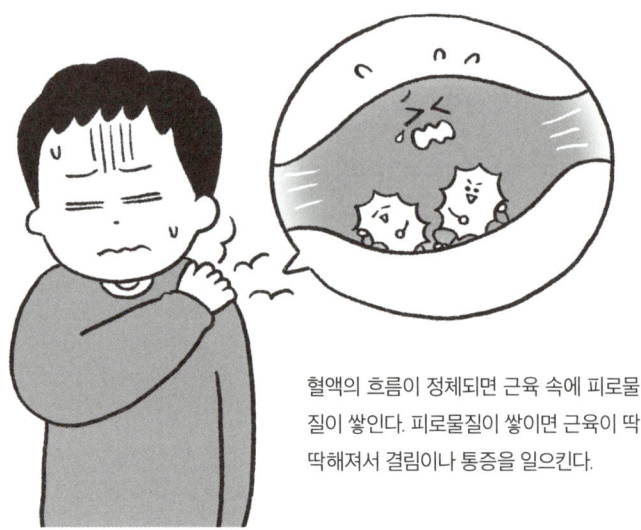

혈액의 흐름이 정체되면 근육 속에 피로물질이 쌓인다. 피로물질이 쌓이면 근육이 딱딱해져서 결림이나 통증을 일으킨다.

딱딱한 어깨결림의 원인도 혈행이 나쁘기 때문일 수 있다. 어깨가 결리는 것은 어깨뼈 주위의 근육이 딱딱해져서 그 부분의 혈관이 압박되어 혈행이 나빠지기 때문이다.

그리고 혈행의 불량이 만성화되면 어깨 주변 근육에 필요한 산소나 영양소가 전달되지 못할 뿐만 아니라, 피로물질이 쌓이기 쉬워진다. 그 결과 결림이나 통증 등의 증상이 나타나는 것이다.

장시간 같은 자세를 취하면 누구나 근육이 딱딱해지고

결리는 것을 느끼게 된다. 그러나 피의 흐름, 즉 혈행이 나쁜 사람은 단시간으로도 같은 증상을 느낀다. 어깨 결림은 마사지를 하면 근육이 풀어져서 편안해질 것이다. 하지만 혈행이 원인일 경우에는 금방 재발한다. 그리고 그것이 반복되는 것이다.

수족냉증이나 어깨결림으로 고민하는 분도 지방을 빼내는 수프를 매일 마시면, 어느새 증상이 사라지는 것을 경험할 수 있다.

피로하지 않은
몸을 만든다

최근 쉽게 피곤해진다고 느끼지 않는가. 젊었을 때 했던 것과 똑같은 활동을 하다가 금세 지치고 그 피로가 좀처럼 풀리지 않는 일이 있을 수 있다.

==지방을 빼내는 수프를 꾸준히 마시면 피로를 느끼지 않는 몸을 되찾을 수도 있다.==

몸이 피로를 느끼는 원인 중 하나는 ==근육과 간에 저장된 글리코겐이 줄어들기 때문==이다. 글리코겐이란 당질로 만들어진 물질로 몸을 움직일 때 필요한 양만큼 분해되어 에너지원으로 사용된다. 다시 말하면 ==피로는 분해된 글리코겐이 제대로 쓰이지 않아서 생기는 에너지원 부족이 원인==이라는 뜻이다.

피로에서 탈출하려면 에너지를 가능한 한 빨리 보급해야 하는데, 이때 효과적인 것이 사과식초에 함유된 구연산 성분이다. 구연산은 체내에서 열량을 만드는 시스템과 관련되어 있으므로 ==구연산을 섭취하면 체내에서 글리코겐이 효율적으로 쓰이게 된다.==

몸이 피로를 느끼는 다른 하나의 원인은 ==글리코겐이 분해될 때 만들어지는 젖산==이다. ==젖산이 쌓이면 근육의 기능이 저하되고 피로를 느끼게 되는 것이다.==

이때도 사과식초에 함유된 초산이 젖산의 분해를 촉진하여 피로를 덜 느끼게 한다. 그리고 앞서 나온 구연산에는 젖산의 생성을 억제하는 효과도 있다.

게다가 지방을 빼내는 수프 재료인 양파에 풍부하게 함유된 다이알릴디설파이드에는 비타민B1이 가진 피로 해소 작용을 촉진하는 효과도 있다. 지방을 빼내는 수프의 혈행 개선 효과로 몸에 쌓인 피로물질을 제거하고 영양소 공급이 원활해지면 쉽게 피로해지지 않는 몸을 만들 수 있다.

암 예방으로도 이어진다

지방을 빼내는 수프는 그 이름대로 나쁜 지방을 빼내고,

쌓이지 않는 몸을 만드는 수프인데, 꾸준히 마시면 그 밖의 다양한 건강 효과를 기대할 수 있다. 예를 들어 지방을 빼내는 수프는 암 예방으로도 이어진다.

일본인의 사망 원인 1위는 악성 신생물이다(한국인의 사망 원인 1위도 2023년 통계 기준으로 '악성 신생물'이다-옮긴이). 다른 말로 하면 암이다. 일본 후생노동성의 2022년 데이터에 따르면 총사망자 중 24.6%를 차지했다. 참고로 2위는 심혈관 질환이며 14.8%를 차지했다.

암이란 정상 세포 유전자가 손상을 입어 비정상적인 세포가 만들어지고 그것이 무질서하게 늘어나는 질환이다. 이것이 지나치게 늘어나면 몸속 다양한 기능을 저해한다.

유전자가 손상을 입는 원인 중 하나는 산화 스트레스라고 볼 수 있다. 활성산소의 공격을 받으면 세포가 암세포로 변화한다. 이것을 방어하는 것이 항산화 물질이다. 또한 항산화 물질에는 이미 손상입은 세포를 회복하거나 암세포가 되기 전에 세포가 스스로 죽는 아포토시스를 촉진하고 암세포를 배제하는 면역세포의 힘을 강화하는 효과가 있다.

지방을 빼내는 수프는 이렇게나 유익한 항산화 효과 성분을 가득 함유하고 있다.

치매의 원인이 되는
뇌의 쓰레기를 청소할 수 있다

지방을 빼내는 수프는 치매 예방 효과도 있다. 일본의 치매 환자 중 약 70%는 알츠하이머형 치매로 알려져 있다. 아직 밝혀지지 않은 부분은 많지만, 알츠하이머형 치매의 원인은 뇌에 쌓인 아밀로이드 베타와 타우라고 하는 2가지 단백질이 관여되어 있는 것으로 추측되고 있다. 2가지 모두 뇌의 쓰레기라고 불리며, 특히 아밀로이드 베타는 가장 큰 원인으로 지목되고 있다.

아밀로이드 베타를 처리하는 성분으로 주목받는 것이 폴리페놀이다. 폴리페놀에는 덩어리가 된 아밀로이드 베타를 부드럽게 풀어서 배출하기 쉬운 상태로 만드는 효과가 있는 것으로 밝혀졌기 때문이다.

녹차에 들어있는 폴리페놀의 일종인 카테킨 중에는 에피갈로카테킨 갈레이트(EGCG)라는 성분이 있는데, 이것에는 인지기능을 개선하는 효과가 있다는 것이 동물실험 결과 밝혀졌다.

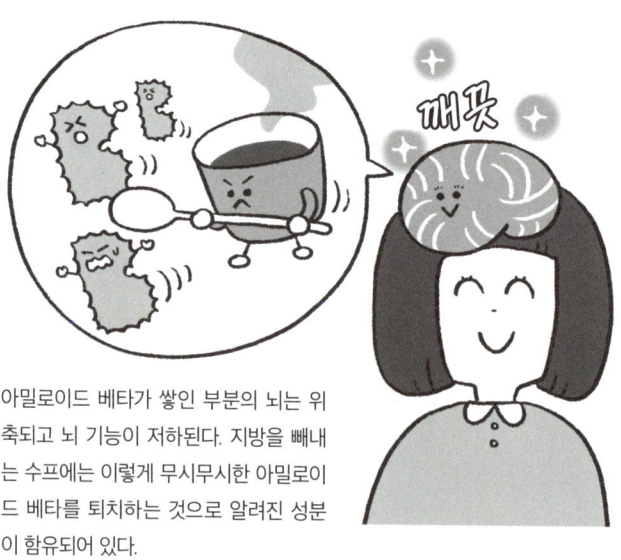

아밀로이드 베타가 쌓인 부분의 뇌는 위축되고 뇌 기능이 저하된다. 지방을 빼내는 수프에는 이렇게 무시무시한 아밀로이드 베타를 퇴치하는 것으로 알려진 성분이 함유되어 있다.

일본 노인의학의 중심지인 국립장수의료연구센터 연구에 따르면, 녹차를 하루 2잔 이상 마시는 사람은 마시지 않는 사람에 비해서 인지기능이 저하하지 않는다는 보고도 있다.

그리고 아밀로이드 베타가 모인 곳에는 뇌의 기미라고 불리는 '노인반'이 생기는데, 올리브오일에 함유된 올레오칸탈이라는 폴리페놀은 이를 줄이는 효과가 있는 것으로 알려졌다.

가다랑어 가루에 함유된 오메가3 지방산인 DHA에도 비슷한 효과를 기대할 수 있을 듯하다. 아직 연구가 더 필요하지만, 일본 국립장수의료연구센터 연구에 따르면 혈중 DHA 농도가 높은 사람은 낮은 사람과 비교했을 때 인지기능이 쉽게 저하하지 않는다는 결과가 나왔다고 한다.

또 가다랑어 가루에 함유된 오메가3 지방산인 EPA도 고령자의 뇌 건강 유지를 돕는 가능성이 있는 것으로 나타났다.

지방을 빼내는 수프에는 사실 치매를 예방하는 성분도 가득 들어있는 것이다.

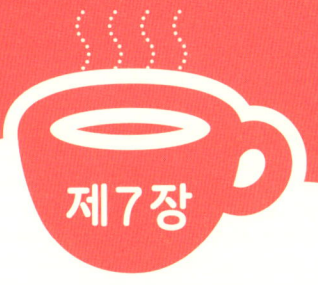

제7장

작심삼일 탈출! 건강해지기 위한 마음가짐

작심삼일을 벗어나 좌절하지 않고 꾸준히 수프를 마시며 건강을 유지할 수 있는 마음 정리법에 관해 이야기한다.

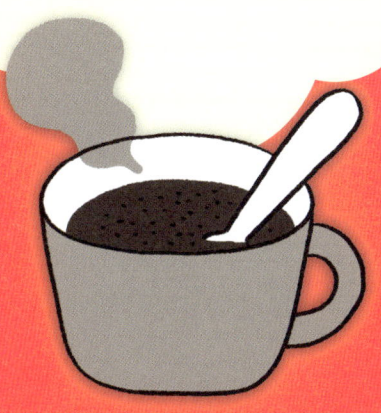

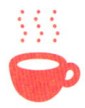

'이래야만'과 '어차피'가
건강하지 않은 마음을 만든다

이 책을 읽고 있는 분들 중에는 '좋았어, 해보는 거야!'라고 벌써 마음먹은 분도 있을 수 있다. 하지만 시작 전에 <mark>잠깐 기다려 주셨으면</mark> 한다.

예언 하나를 하자면 <mark>그 마음은 오래가지 않을 것이다. 아마 며칠 지나지 않아 수프를 마시지 않게 되었다는 분들이 속출할 것이다.</mark>

'아니, 이게 무슨 소리야! 만들기도 쉬운 수프라서 꾸준히 마실 수 있다고 바람 넣은 게 누구였더라?'라고 생각할 수도 있다. 그렇지만 오래가지 않을 것이라고 예언하는 데는 이유가 있다. 그것은 <mark>건강해지기 위한 마음가짐이 다 성장하지 않았기 때문</mark>이다. 이래서는 '또 그만둬 버렸다'라는 건강하지 못한 마음만 생기기 쉽다.

하지만 그래도 괜찮다.

'건강해지기 위한 마음가짐'만 손에 넣으면 지방을 빼내는 수프를 마시는 습관도 이어갈 수 있을 뿐 아니라, 이루고 싶은 다른 일에도 좋은 영향을 미칠 수 있다.

여기서부터는 건강하지 못한 마음을 벗어나 건강해지겠다는 마음가짐을 성장시키기 위한 비결을 전달하겠다. 우선 가장 중요한 것은 새로운 무언가를 시작할 때 '뭐 괜찮아!'라는 말을 기억해두는 것이다.

성실한 사람 중에는 넘치는 의욕 탓에 하루도 빠지지 않고 지방을 빼내는 수프를 마시겠다고 굳게 마음먹는 경우를 쉽게 볼 수 있다. 게다가 이것저것 따져보지도 않고 식생활을 극단적으로 고치려 하는 경우도 많다.

그러나 점차 '이래야만' 한다는 마음이 부담스럽게 느껴지기 시작한다. 술이나 담배도 절대 하지 말라고 하면 오히려 하고 싶어지는 법이다. 그리고 정해놓은 것을 지키지 않았다는 죄책감으로 인해 '어차피'라는 마음이 생긴다. 그 결과 금주나 금연을 포기한다. 이것을 반복하게 되는 것이다.

반드시 '이래야만' 한다는 생각은 당신 목을 스스로 죄게 만든다.

'가끔은 괜찮겠지'라며 규칙에서 벗어나는 일이 있어도 괜찮다. 오히려 그러는 편이 건전하다고 볼 수 있다.

환자에게 항상 이야기하는 것은 "식사는 총합으로 생각하라"는 것이다. 지방을 빼내는 수프 마시기를 하루 깜빡한 것만으로 좌절하는 분도 있을 수 있지만, 그렇게 하루나 며칠 단위로 생각하다 보면 쉽게 좌절하고 괴로워지기가 쉽다.

'하루 정도 빼먹었어도 괜찮아. 내일부터 다시 마시면 되지'라는 정도의 마음으로 시작하시기를 부탁드린다.

초조하게 빠른 결과를 바라는 것도 건강하지 못한 마음의 근원이다.

빠른 결과를 바라면
오히려 결과가 나오지 않는다

애초에 몸에 쌓인 나쁜 지방은 하루 이틀 만에 쌓인 것이 아니다. 오랜 세월에 걸쳐서 조금씩 조금씩 쌓인 것이다. 그 지방이 한두 번 수프를 마셨다고 해서 극적으로 빠지지는 않는다.

나쁜 지방은 조금씩 조금씩 빠진다. 건강한 다이어트의 목표 설정은 3개월에서 6개월 사이에 3% 감량하는 것이라고 알려져 있다. 80kg인 사람이라면 2.4kg, 60kg인 사람이라면 1.8kg를 감량하는 것이다. 당장 살을 빼고 싶은 사람에게는 부족한 숫자일 수도 있다. 육안으로 봐서는 변한 줄도 모를 것이다.

그러나 그것이 오히려 바람직하다. 장기적으로 보면 천천히 감량한 사람이 빠른 변화를 바란 사람보다 좋은 결과를 얻는다는 연구도 있다.

200명을 대상으로 체중의 15%를 12주(3개월) 동안 급격하게 감량한 그룹과 36주(9개월) 동안 천천히 감량한 그룹을 비교하는 실험을 했다.

실험 직후의 결과는 급격하게 감량한 그룹이 높은 다이어트 성공률을 보였지만, ==3년 뒤 결과는 다르게 나타났다. 천천히 감량한 그룹은 급격하게 감량한 그룹보다 지방량이 더 많이 감소했다.== 반면에 급격하게 감량한 피실험자의 골밀도는 천천히 감량한 피실험자보다 2배 많이 감소했다.

그리고 일본 내 조사에 따르면 대사증후군 진단을 받은 약 3,400명 중 6개월간 체중을 3~5% 줄인 사람들은, 혈압과 혈당치는 물론 LDL콜레스테롤까지 개선되었다는 보고가 있다.

지금까지 든 예는 다이어트에 관한 것이지만, ==지방을 빼내는 수프도 마찬가지==이다. 바로 결과가 나오지 않아도 초조해하지 않는 태도가 필요하다. ==꾸준히 마시면 서서히 효과가 나타날 것이다. 그리고 그 효과가 지속된다는 것이 지방을 빼내는 수프의 장점==이다.

한편 건강을 생각한다고 하는 데도 건강검진 수치가 좋

아지지 않는다고 토로하는 환자도 있다. 그런 환자에게 이야기하는 것이 혈압이나 혈당치는 시기별 변동성이 있다는 점이다.

일률적으로 말할 수는 없지만, 여름에는 자연스럽게 운동량이 늘고 기온도 높아서 혈압이나 혈당치가 개선되는 사람이 많다. 반대로 운동량이 줄고 기온도 낮은 겨울에는 나빠지는 사람이 많다. 혈압이나 혈당만큼은 아니지만 콜레스테롤 및 중성지방 수치도 변동성은 있다.

그러니 눈앞의 수치에 일희일비하지 말고 건강에 좋은 식생활을 유지하면 몸은 확실히 변한다는 점을 믿는 것이 중요하다.

변화하려는 결심과 구체적 계획이 인생을 바꾼다

이번 수프 마시기 실험에도 협조해주신 야마다 씨가 건강에 신경을 쓰게 된 계기는 딸의 존재였다고 한다. 야마다 씨는 현재 59세인데 따님은 초등학생이다. 딸을 위해서라도 가능한 한 오래 살고 싶고, 어엿한 사회인이 된 딸의 모습도 보고 싶다는 생각에 건강해지기로 결심한 것이다.

아마 여러분도 작게나마 바라는 바가 있어서 이 책을 손에 들었을 것이다. 예를 들어 중성지방이나 LDL콜레스테롤 수치를 낮추고 싶다거나 체지방률을 좀 더 줄이고 싶다는 것처럼 말이다. 그 생각은 무척 훌륭하므로 소중히 여겨야 한다.

어떤 일이든 그렇지만 '무언가를 하고 싶다'라는 생각은 어떤 일을 꾸준히 실천하게 하는 강한 동기를 부여한다.

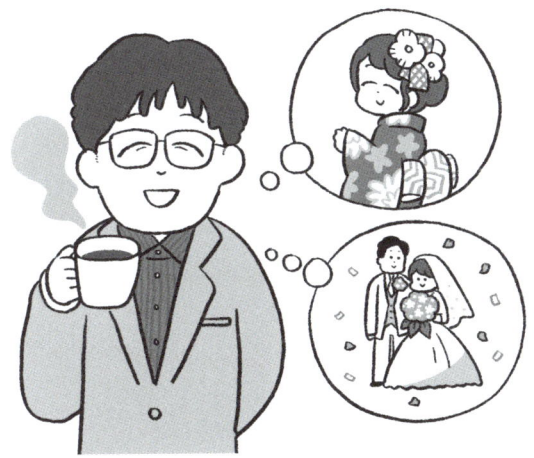

야마다 씨는 내 유튜브에도 출연한 분으로, 우리 클리닉에서 정기적으로 검진을 받으며 건강 상태를 확인한다. 딸의 성장을 하루라도 더 오래 보고 싶다며 건강관리에 힘쓰고 있다.

그 목표를 이룰 수 있는 비결이 하나 있다. 수첩이나 일기, 혹은 종이 한 장, 그도 없으면 광고지의 뒷면이라도 좋으니 목표를 직접 써보는 것이다.

캘리포니아 도미니칸대학교 심리학 교수인 게일 매튜스(Gail Matthews) 박사의 연구에 따르면, 자기 목표를 종이에 쓰면 그 목표를 달성할 확률이 42%나 높아진다고 한다. 종이에 쓰는 일은 1분도 걸리지 않는다. 그것만으로도 달성할 확률이 높아진다면 속는 셈 치고 해보는 것도 좋지 않을까.

그리고 또 하나, ==변화하겠다는 결심과 구체적인 계획을 합치면 가장 강력한 '건강한 마음가짐'이 생겨난다.==

==나 자신도 변화하겠다는 결심과 구체적인 계획을 통해 인생이 바뀌었다.== 마지막으로 내가 의사가 되기까지 겪은 시행착오를 짧게 이야기하고자 한다.

내가 의사가 되겠다고 생각한 계기를 말하자면 초등학교 1학년 때의 일부터 이야기해야 한다. 오른쪽 손가락 골절로 수술을 받게 되었을 때, 상처나 병을 낫게 해주는 의사 선생님을 멋지다고 생각하게 되었다. 당시에는 ==막연히 동경하는 마음을 품었을 뿐, 내가 의사가 되리라고는 생각지 못했다.==

그러다가 의사가 되기로 마음을 먹은 것은 고등학교 3학년 무렵이다. 친구와 같이 농구를 하던 중 다시 같은 곳이 골절되어 수술을 받게 된 것이다. 그 수술 중에 베테랑 의사가 전공의에게 지도하는 목소리가 들려왔다(수술은 부분

마취로 진행되어서 의식은 또렷했다).

그때 멀게만 느껴지던 의사도 '처음부터 뭐든 할 수 있는 것이 아니라, 하나씩 경험을 쌓아나가야 자신의 몫을 하는 의사가 된다'라는 생각에 친근감이 들었다. 조금씩 자기 몫을 하게 되는 것이라면 나도 할 수 있겠다는 생각이 들어 의대 진학을 결심하게 되었다.

그러나 또 하나의 벽이 있었다. 고액의 학비와 가족의 반대였다. 고액의 학비를 낼 만큼 가정 형편이 좋지는 못했기에, 결국 집안 사정도 살펴 이공계에 진학하기로 정했다. 그러나 스스로 목표로 삼을 만한 것을 찾지 못해서 의욕도 없다 보니 3수까지 하게 되었다.

3수를 하게 된 해에 학원에서 우연히 일본 방위의과대학의 홍보지를 보게 된 것이 변화를 만들었다. 방위의과대학은 대학교 졸업 후 자위대에서 9년간 근무하는 조건으로 학비를 면제해준다.

이 조건이라면 가족에게 부담을 주지 않고 의사가 될 수 있겠다는 생각에 열심히 공부해 방위의과대학에 합격했다. 엄격한 규율로 인해 좌절할 뻔한 적도 있지만, 이후에

==도 차근차근 공부해서 지금처럼 질병이나 사고로 힘들어 하는 환자를 고칠 수 있게 된 것이다.==

내 경험을 되돌아보면 ==의사가 되고 싶다는 무척 명확한 목표가 있었기에 열심히 할 수 있었던 것== 같다(물론 실제로는 여러 난관이 있었다).

의사라고 하면 머리 좋은 사람만 할 수 있다고 생각할지 모르겠지만, 그렇지만도 않다. 의사는 목표를 정하고 그것을 이루기 위한 구체적인 계획을 통해 차근차근 작은 것들을 쌓아 올릴 수 있는 사람이 되는 것이다. 물론 어떤 직업이든 마찬가지일 것이다.

==여러분의 건강이나 그 앞에 있는 목표도 마찬가지다.==
운동을 해야겠다고 생각해서 헬스장에 빠짐없이 매일 다니기는 어려울 것이다. 그래도 '==하루 한 차례 운동했다면 그날은 그것으로 OK!=='라고 생각한다면 1년 후에도 계속할 수 있지 않을까?

식이요법도 이 책을 참고로 해서 자기 나름의 구체적인 계획을 갖는 것이 중요하다. 여러분이 건강해질 수만 있다면 그 수단이 꼭 나쁜 지방을 빼내는 수프가 아니라도 괜찮다.

물론 여러분의 구체적인 계획으로 '지방을 빼내는 수프'가 선택된다면 무척 기쁠 것이다.

==사소한 것을 천천히, 차근차근 쌓아가다 보면 어느새 이상적으로 그려왔던 자기 자신에 가까워질 수 있다.==

> 마치며

매일 조금씩 꾸준히 실천하면
미래의 당신을 지킬 수 있다

원하던 일을 하고 싶은데, 할 수 없을 때.

그럴 때만큼 괴로운 일은 없을 것이다. 예전에 생사가 오락가락 할 만큼 중한 병을 앓은 적이 있다. 그로 인해 의사로서 일할 수 없어 괴로웠던 시기도 있었다. 생각대로 몸을 움직일 수 없고, 하고 싶은 일도 할 수 없어서 스스로 꿈꿔온 인생을 눈앞에 두고 커다란 벽에 가로막힌 느낌이었다.

주위의 도움으로 다행히 회복되었고 어린 시절부터 동경했던 의사로 일할 수도 있게 되었다. 하지만 내가 만나는 환자는 나와 같은 경험을 하지 않기를 바란다. 이런 생각에 한 명이라도 많은 분을 진찰하기 위해 밤낮을 가리지 않고 분주한 날들을 보내고 있다. 이번에 책을 쓰게 된 것도 이런 생각으로부터 시작되었다.

나쁜 지방은 당신의 즐거움이 될 수 있는 내일을 앗아갈지도 모른다. 조용한 살인자라고 불리듯 발소리도 내지 않고 당신의 뒤에 살금살금 다가와 어느 날 갑자기 덮치고 마는 것이다.

매일 조금씩 실천하는 습관이 미래의 당신을 지켜준다. 그것에 미약하나마 도움이 되도록 맛있게 마실 수 있는 수프를 만들었다. 이 책을 손에 든 모든 분이 매일 지방을 빼내는 수프 마시는 습관을 들여 건강을 유지하고 즐거운 일상을 보내게 된다면, 그보다 보람찬 일은 없을 것이다.

의료법인사단 고료카이 이사장
다케우치 내과 소아과 원장
고토 요시마사

참고문헌

『医者が考案した「長生きみそ汁」』　小林弘幸著　アスコム刊
『中性脂肪減×高血圧改善×動脈硬化予防 1日1杯血液のおそうじスープ』
栗原毅著　アスコム刊
『運動しなくても血糖値がみるみる下がる食べ方大全』　山田悟著　文響社刊
『無理をしなくても内臓脂肪がみるみる落ちる食べ方大全』　坂根直樹著　文響社刊
『さび取りごはん』　新生暁子監修　セブン＆アイ出版刊
『女子栄養大学栄養クリニックのさば水煮缶健康レシピ』
女子栄養大学栄養クリニック著　アスコム刊
『80歳からでも間に合う認知症がみるみる遠ざかる食べ方大全』　古和久朋著　文響社刊
全国健康保険協会 (https://www.kyoukaikenpo.or.jp)
習慣化に関する実験
(How are habits formed: Modelling habit formation in the real world – Lally – 2010 – European Journal of Social Psychology – Wiley Online Library)
『「理想的なBMIは22」は本当?　死亡率と微妙なズレ　データで見る栄養学 (4)』
(NIKKEI STYLEアーカイブ)
(https://www.nikkei.com/nstyle-article/DGXMZO22943310R31C17A0000000/)
厚生労働省『e-ヘルスネット』(https://www.e-healthnet.mhlw.go.jp/)
国立研究開発法人医薬基盤・健康・栄養研究所「コレステロールについて」
(https://www. nibiohn.go.jp)
How an apple a day could keep the cardiologist away - by lowering 'bad' cholesterol
(https://www.dailymail.co.uk/health/article-2212116/)
「オメガ 3 系多価不飽和脂肪酸による 心血管イベント予防とその作用機構」
(J. Lipid Nutr. Vol.28, No.1 2019)
「日本人の食事摂取基準 (2020年版)」(厚生労働省)
「令和元年国民健康・栄養調査報告」(厚生労働省)
「健康づくりのための身体活動・運動ガイド2023」(厚生労働省)
新潟県三条市「食育メール」(平成27年2月19日号)
「知っておきたい循環器病あれこれ」(公益財団法人循環器病研究振興財団)
『脳が老けない人の習慣』　角谷建耀知著　アスコム刊
『絶対忘れない勉強法』　堀田秀吾著　アスコム刊
「令和3年(2021)人口動態統計月報年計(概数)の概況」(厚生労働省)
「令和４年(2022)人口動態統計月報年計(概数)の概況」(厚生労働省)
一般社団法人日本動脈硬化学会HP「動脈硬化性疾患発症予測ツール(一般向け)」
(https://www.j-athero.org/jp/general/ge_tool/)
摂取栄養素と高血糖 4.食後血糖と栄養素摂取の順番 矢部大介〔糖尿病 59(1):30〜32,2016〕
Hata J, et al.:Ten year recurrence after first ever stroke in a Japanese community:
the Hisayama study.　Journal of Neurology,
Neurosurgery and Psychiatry. 2005; 76(3): 368-72.
国立研究開発法人 国立循環器病センターHP
James E Gangwisch et al. :Inadequate sleep as a risk factor for obesity.
Analysis of the NHANES I.SLEEP 2005 Oct;28(10):1289-96.
K. Purcell, P. Sumithran, et al. :The effect of rate of weight loss
on long-term weight management: a randomised controlled trial.
Lancet Diabetes Endocrinol. VOLUME 2, ISSUE 12, P954-962, DECEMBER 2014.